# 城市老年人信息需求与服务保障研究

李 菲 著

科学出版社
北 京

## 内 容 简 介

本书在调查研究的基础上,对城市老年人信息需求与服务保障问题进行了探讨。全书共由7部分内容构成。第1部分提出本书的研究问题、研究思路、研究方法和创新点;第2部分对城市老年人信息需求与服务的相关理论基础进行了梳理;第3部分通过调研数据对城市老年人信息需求现状予以揭示;第4部分对广播电视、文献、网络、老年服务机构等不同来源的城市老年人信息服务现状进行了探究;第5部分从注重专题数据库建设、开展分众化信息资源组织与加强网络信息服务三个方面对信息资源组织工作重点分别进行了阐述;第6部分论述了我国城市老年人信息服务保障体系构建等问题;第7部分指出本研究的结论和意义,并说明本研究的不足和未来研究的方向。

本书可供从事老年人信息管理等领域的研究人员以及高等院校研究生和本科生参考。

**图书在版编目(CIP)数据**

城市老年人信息需求与服务保障研究 / 李菲著. —北京:科学出版社, 2019.11

ISBN 978-7-03-052761-5

Ⅰ.①城… Ⅱ.①李… Ⅲ.①城市–老年人–医疗卫生服务–研究–中国　Ⅳ.①R199.2

中国版本图书馆 CIP 数据核字(2017)第 102603 号

责任编辑:王　颖 / 责任校对:彭珍珍
责任印制:徐晓晨 / 封面设计:陈　敬

科 学 出 版 社 出版
北京东黄城根北街 16 号
邮政编码:100717
http://www.sciencep.com

涿州市东南印刷厂印刷
科学出版社发行　各地新华书店经销
\*

2019 年 11 月第　一　版　开本:720×1000　B5
2020 年 1 月第二次印刷　印张:9 5/8
字数:187 000
**定价:88.00 元**
(如有印装质量问题,我社负责调换)

# 前　言

　　目前我国有 2 亿多老年人，这在我国历史上是前所未有的高峰值，且老年人口数量增长的趋势在未来的 20 年之内将始终保持。老年人希望可以共享社会发展的成果，但工业化、信息化、城镇化和农业现代化不同经济和社会发展形态共存的现实环境造成了老年人与社会的"信息鸿沟"，阻碍了老年人对社会资源与服务的有效利用。要消除老年人与社会的"信息鸿沟"，有效满足老年人的生活与发展需求，需要明确老年人的信息需求和服务现况。本书在调查研究的基础上，对城市老年人信息需求与服务保障问题进行了探讨。

　　本书研究的课题得到了长治医学院博士启动基金项目（项目编号：BS15016）的学术资助，共由以下内容构成。

　　1. 对主题领域的研究背景进行了介绍，指出研究意义，并明确研究对象，对相关概念进行界定，对本领域研究现状进行分析评述之后，提出本书的研究问题、研究思路、研究方法和创新之处。

　　2. 对城市老年人信息需求与服务的相关理论基础进行梳理，分析社会建构、社会支持与隔离、圆周生活等老年学相关理论，马斯洛的需求层次理论等对城市老年人信息需求研究的理论支撑；涵化理论、沉默的螺旋理论和"信息贫困"等信息效用理论对老年人信息服务效用研究的理论指导，归纳对老年人的信息需求和服务进行研究的理论思路。

　　3. 通过个人访谈与问卷调查，对老年人信息需求的现状予以揭示。分析老年人信息需求的具体内容、特点、信息需求的影响因素等，并对老年人不同层次信息需求的满足途径与满足程度进行研究，为后面信息服务研究奠定基础。

　　4. 基于文献调研和田野观察的研究方法，分别从广播电视信息传播服务、文献信息提供服务、老年人网络信息服务、老年服务机构提供的信息服务和其他机构提供的老年人信息服务五个方面对老年人信息服务现状进行了探究。从广播电视信息传播服务来看，虽然老年人是广播电视等媒介的稳定受众，但当前广播电视节目与老年人的信息需求之间存在较大差距。从文献信息提供服务来看，公共图书馆的免费文献信息服务存在图书老化、馆藏更新不及时、易获取性差等问题；发行量较大的党报和都市报对老年人的报道力度欠缺，老年专业报纸因自身的内容单一和外部经营等问题生存艰难。网络信息服务方面，政府部门主办的老年人门户网站的信息内容可靠性较高，非政府部门主办的老年人网站的信息内容与总体建设水平参差不齐。老龄委办公室和老年大学是政府设置的专门的老年人服务机构，前者主要搜集老年群体信息并以文件形式向相关部门传达老龄工作建议，后者主要为老年人提供知识传授服务和信息交流场地；居家养老信息服务中心为老年人提供订餐、家政、物业维修等信息中介服务；社区老年服务主要是信息收集与传递服务。第三方组织发起的老年人公益项目为老年人提供了医疗、心理健康、信息工具使用等方面的信息服务。

5. 基于城市老年人信息需求和信息服务现状调研的结果，提出应重视面向老年人信息需求的信息资源组织工作。对老年人信息资源组织的目标和原则进行了分析，并从注重专题数据库建设、开展分众化信息资源组织与网络信息资源组织三个方面对信息资源组织工作重点分别进行了阐述。

6. 结合前几章的理论分析与调研结论，论述了我国城市老年人信息服务保障体系构建问题。城市老年人信息服务保障体系包括信息服务保障体系建设和信息服务体系运行机制两大部分。信息服务保障体系建设是城市老年人信息服务主体有机衔接的基础。城市老年人信息服务保障体系建设包括信息基础设施建设和信息服务主体建设。

7. 对研究内容进行总结和归纳，指出本研究的结论和贡献，并说明本研究的不足和未来研究的方向。

李　菲

2018 年 12 月

# 目 录

1 绪论 ... 1
   1.1 研究背景和研究意义 ... 1
   1.2 概念界定 ... 3
   1.3 文献综述 ... 7
   1.4 研究问题和研究内容 ... 17
   1.5 研究思路与研究方法 ... 18
   1.6 研究的创新点 ... 19

2 老年人信息需求与服务的相关理论 ... 20
   2.1 老年学相关理论 ... 20
   2.2 需求理论 ... 23
   2.3 信息效用理论 ... 25
   2.4 本章小结 ... 28

3 城市老年人信息需求的社会调查及其影响因素研究 ... 29
   3.1 深度访谈 ... 29
   3.2 问卷调查 ... 35
   3.3 影响因素研究 ... 40
   3.4 本章小结 ... 48

4 城市老年人信息服务现状 ... 50
   4.1 广播电视信息传播服务 ... 50
   4.2 文献信息提供服务 ... 57
   4.3 网络信息服务 ... 63
   4.4 老年服务机构提供的信息服务 ... 73
   4.5 其他机构提供的信息服务 ... 78
   4.6 本章小结 ... 82

5 面向城市老年人信息需求的信息资源组织 ... 84
   5.1 面向城市老年人的信息资源组织目标与原则 ... 84
   5.2 专题数据库建设 ... 86
   5.3 分众化信息资源组织 ... 90
   5.4 网络信息资源组织 ... 98
   5.5 本章小结 ... 106

# 6 基于城市老年人信息需求的社会服务保障体系·················107
## 6.1 构建多维一体的城市老年人信息服务社会保障体系·················107
## 6.2 老年人信息服务工作体系建设·················111
## 6.3 老年人信息服务保障体系运行机制·················125
## 6.4 本章小结·················133

# 7 结语·················135
## 7.1 研究结论·················135
## 7.2 研究局限·················139
## 7.3 研究展望·················139

**参考文献**·················140
**附录 1**·················142
**附录 2**·················148

# 1 绪 论

我国的老龄化进程与社会服务不同步，未富先老。在城市老龄工作中，这一供需矛盾尤为突出。多数城市老年人是有一定经济保障和较多余暇时间的群体，城市老年人日益增长的精神文化生活需要得不到有效满足，老年人与现实社会之间的"信息鸿沟"缺乏有效控制，在认知背景不足、信息指导缺失的情况下，产生了"拦公交车大爷""打人大爷""'伪'交警大妈""闯红灯大妈"等诸多不文明的社会现象。要切实满足城市老年人的精神文化需求，保障老年人合法权益和生活质量的同时维持社会和谐，面向城市老年人需求的信息服务建设势在必行。

## 1.1 研究背景和研究意义

### 1.1.1 研究背景

（1）用户需求研究是信息服务工作发展的前提

20 世纪 40 年代，"信息需求"首次在信息学学术期刊中出现[①]。虽然早在 20 世纪初，已有很多学者对人们如何使用图书馆和人们试图通过使用图书馆满足哪些需求进行了大量研究，但"信息需求"一词尚未出现。1948 年，在英国皇家学会科学信息学会议的影响下，学者们开始把研究领域从对图书馆系统的研究扩展到对信息用户行为和态度的研究。

早期的信息需求研究对象主要是科学家们，包括医学科学家、森林科学家、原子能工业和相关研究单位等的科学家，是对各自研究领域信息需求内容及其影响因素的研究。他们的研究最终促进了科学信息存储和检索方法的设计。1963 年，谢菲尔德大学的图书馆学和信息学研究生院以及其后来的大英图书馆研发中心，通过学生学位论文和临时研究等形式，培植了大量用户信息需求方面的研究课题。例如，人文学科学者的信息需求；小学儿童对书籍和图书馆的需求；制造业公司对区域商业信息的供给和需求变化；社区对图书馆员的需求等，很多领域的信息需求都在这一阶段得到了关注和深入研究。

信息需求与信息服务紧密相连。信息需求研究在其产生之初就隶属于信息服务研究的领域，这一传统延续至今。大学图书馆、公共图书馆、社区图书馆及各种特殊图书馆的信息需求研究构成了研究成果的主要部分。20 世纪 80 年代之前，用户信息服务研究的总体思路是以系统为中心，研究的目的是指导信息服务系统的设计。但以系统为中心的研究只是描述当时服务中发生了什么，重视人们发现

---

① Urquhart DJ. The distribution and use of scientific and technical information[J]. Journal of Documentation, 1948,（3）: 222-231.

信息的手段（通常从信息研究者的角度出发，分析用户应该怎样寻求信息），而不是放在信息需求行为的后续信息服务上。这种偏颇的研究造成了人们对用户研究结果的不满，因为结果中的服务建议很不清晰，大多不能产生实效。

20世纪80年代，信息需求与服务的研究重点从信息搜寻者对信息资源和系统使用，转变为研究用户日常生活或工作组织和社会环境中，信息发挥了什么作用，也就是以用户为中心的信息需求与服务研究。它要求研究者在提出一个普遍适用于信息搜寻行为演变过程的理论之前，应该确定和分析影响信息搜寻行为的决定性因素。可以说，一个对任何群体信息需求的全国性调查都是没有太多效用的[1]。我们如果想发现信息搜寻行为的决定性因素，就必须首先明确人群的类型，并对其进行深入研究。

信息服务是建立在对信息用户工作和社会生活背景的理解之上，来对信息用户的工作和社会生活背景进行分析研究。这是信息服务实践创新的路径，对社会群体间沟通交流与信息相关子系统之间的交互有潜在价值。有研究表明，信息服务仅仅通过复制之前已有经验不能获得发展，分析潜在用户真实的需求和面向用户提供准确的信息，在社会日益发展进步的时代越来越重要。

如果对大众的信息服务只是照搬对学者和学生的信息服务模式，没有或极少根据用户需求、没有对他们与社会的关系进行分析并依此做针对性的服务调整时，信息服务对于大众而言将会变得越来越边际化。

（2）我国老年人信息服务的研究已成为社会的重要课题

截至2013年底，我国60岁及以上老年人口已达20 243万人，占总人口的14.9%。其中，65岁及以上老年人口达13 161万人，占总人口的9.7%[2]。我国目前有2亿多老年人，且这个数目还在快速增加。预计2050年我国老年人口将增加到4亿左右，且80岁及以上老年人占老年人总人口的25%～30%。根据国际通行的老龄社会标准，我国已进入典型的老龄化社会。

与美国、日本等更早进入老龄化社会的国家相比，我国的老龄化有自己突出的特点。首先，人口基数大，目前全球老年人口超过1亿的国家只有中国。2亿多老年人口数相当于印度尼西亚的总人口数，超过了俄罗斯、日本等国的总人口数。其次，未富先老的经济背景。美国、日本等发达国家是在基本实现现代化的条件下进入老龄化社会的，属于先富后老或富老同步，而中国则是在经济尚不发达的情况下提前进入老龄化社会的，是"未富先老"的发展中大国[3]。

如此大的人口变革在我国历史上是第一次。从整个群体来看，老年人可能比之

---

[1] Wilson TD. On users studies and information needs[J]. Journal of Documentation, 1981, 37（1）: 3-15.
[2] 中华人民共和国民政部. 2013年社会服务发展统计公报[R]. 北京: 中华人民共和国民政部, 2014.
[3] 王爱华. 成因、效应与政策路径: 人口数量控制与中国人口老龄化关系再审视[J]. 马克思主义研究, 2012, （12）: 76-82.

前历史上任何一个时期的老年人所享有的物质生活条件都要好，衣、食、住、行、医各方面的服务条件都比之前有了很大的提高。但同时他们的生活环境也是前所未有的多元化，比之前历史上任何一个时期的老年人所要面临的信息冲突要多。

《中华人民共和国老年人权益保障法》规定了老年人工作的目标是要实现"老有所养、老有所医、老有所为、老有所乐、老有所学"。老年人工作是要为老年人提供养护、医疗、社会参与、精神支持和受教育等服务。

"增加基本养老金和医疗保险统筹基金、增加养老服务机构和床位，开设老年大学、培育老年社会组织等"反映了当前我国老年人的普遍需求。但"老年人的需求"似乎又是一个过于广泛、难于找寻准确答案的问题。

在社会信息化大背景下，"信息"是可对老年人的生活境况进行全方位扫描的最佳视角之一[①]。目前的研究主题是探究老年人日常生活或社会环境中"信息"发挥的作用。在提高老年人口的素质和技能，充分开发老年人力资源，鼓励老年人参与经济社会活动的积极老龄化发展框架下，老年人信息服务的研究是解决有关问题的前提，也是老年人工作理论和实践的参考。

### 1.1.2 研究意义

对城市老年人信息需求、信息服务保障方面的研究，有利于相关研究理论的拓展，为关爱老年人的具体工作提供理论支撑。

理论研究方面，拟从宏观和微观两个维度审视城市老年人的信息需求及其服务保障状况。宏观角度，通过问卷调研，获取城市老年人信息需求的内容、特点、影响因素等框架性认识；微观角度，通过深度访谈，获得一幅有关城市老年人信息世界的全方位扫描图，对影响城市老年人信息需求的社会、文化、心理等影响因素进行探索。

健全、适用的信息服务体系对于城市老年人幸福生活有着非常重要的作用，对老年人信息资源的合理布局、老年人信息服务水平的提升，以及老年人信息能力的提高都有一定的实践参考价值。政府机构和社会群体为老年人提供各种服务，首先需要对当前服务对象的需求有清晰的认识。本研究有利于老年人服务工作者明晰不同老年人信息需求的类型和内容，以及其影响因素，并对其工作提供改善思路；有利于政府有关部门、企业从信息角度思考构建老年人安康生活的实现策略。

## 1.2 概念界定

### 1.2.1 信息需求

对于信息需求的内涵，学界内有着不同的认识。

---

① Chatman EA. The Information World of Retired Women[M]. New York: Greenwood Press, 1992.

有学者认为，信息需求是其他需求的派生产物，是人们在满足其他需求活动过程中产生的对信息的获取需求[1]。这种定义把信息需求置于人类总体社会需求的整体框架中去考察，相关的理论基础是社会心理学家阿尔德的人类三种核心需求（生存、交往和成长），以及美国心理学家马斯洛的需求层次理论等。其立足点是，人们要满足自己在社会中的需求就得从事各种活动，要完成这些活动就必须获取各种信息。因此，人们对信息的需求是由各种社会需求引发的，各种社会活动是引发人们信息需求的因素。因此，考查人们的信息需求应从人们的各种实践活动入手。这是一种信息"派生论"的认识。

认知学派的代表人物福特和贝尔金认为，信息需求是学习者面对任务时认知结构上的不足，是一种"不知道"的意识状态或一些概念上的不协调。与此相类似的还有，戴维得森认为信息需求来自于用户自我满足感的缺乏，反映了用户对某重要环境对象认识的不确定水平与其目标状态之间的差距，以及消除这种不确定性的愿望[2]。

由于认知的不足，将产生不确定性，这种不确定会引发焦急、忧虑、心绪杂乱、沮丧和缺乏自信等其他情绪情感症状，而这些心理状态对人们探索和使用信息的方式有影响。这是一种个体心理论的认知观。它认为信息需求是个体心理状况的反映。而心理状况似乎是一个难于直接进行研究的领域，这一派别的学者多用信息需求行为来识别与信息相关的内容。

我们认为，信息需求是源于人的发展追求，起于认知不确定性，终于愿望满足的过程。认知不确定是信息需要与主观认识交互的结果，可以从信息需要的表述中获得。从认知不确定到愿望满足之间是行为过程，产生人的信息行为。愿望满足是对人们信息需求满足的衡量，可通过"用户满意"来测度。因此，信息需求是源于人们自身在社会发展和社会交往而产生的对信息的了解、分享、掌握和利用的需要。

信息需求的状态：为了对信息需求有更全面和深入的认识，学者们对人们信息需求的不同状况做了进一步的剖析研究。

(1) 科亨的"三状态"说[1]

科亨认为，人们的信息需求状态可划分为三种：第一种是被唤起的需求状态，在该状态下，用户需要某一信息，但并没有意识到这种需要。这一种状态的信息需求称为客观信息需求。第二种是被认识到的需求状态，也被称为主观信息需求。在该状态下，客观的信息需求被用户主观意识察觉，而这种察觉可能是由于外界的信息提示，也可能是相应决策对信息需要的价值强化所致。第三种是表达出来的信息需求状态，在该状态下，用户通过语言、行为等将需求表达给信息服务提供者。

---

[1] 胡昌平. 信息服务与用户[M]. 武汉：武汉大学出版社，2008：123，126-127.

[2] Devadason FJ, Lingam PP. A methodology for the identification of information needs of users[J]. IFLA Journal, 1997, 23 (1): 41-51.

（2）泰勒的"四状态"说[①]

泰勒依据对科研人员的研究结果，提出了信息需求的四种状态。

第一，客观但却未被人们意识到的信息需求。这是实际存在的但却未表达的信息需求，此时有意识或无意识的信息需要不存在于用户记忆的经验中。

第二，意识到的信息需求。意识到的信息需求是对决策不确定区域的有意识的心理描述。此时用户的表现可能是向其他人提出一个模糊性的问询。

第三，表达出的信息需求。人们可以对自己所遇到问题作一个理性的表达，这个表达是对人们心中疑虑的明确描述。

第四，对信息服务系统提出的问题。这种状态的信息需求表现为人们向服务机构或他人提出具体的有关信息的问题。

### 1.2.2 信息服务

信息服务一词是一个非常宽泛的概念，其内涵可以是多层次、多范围的。既可以用来专指提供信息服务活动的过程本身，也可以用来泛指信息产业中组成部分的若干信息服务业。对于信息服务的含义，国内外学者并未形成统一共识。其观点大致有以下两种。

第一种，认为信息服务是一种社会活动。从广义的角度看，信息服务是传播和提供信息的信息劳动。由狭义的视角，则可认定信息服务是专职信息服务机构针对用户的信息需求，及时地将开发加工好的信息产品以用户方便的形式准确传递给特定用户的活动，也称为信息提供服务。如有学者曾这样定义信息服务：关于信息服务的概念，有广义和狭义之分，广义的信息服务概念泛指以产品或劳务的形式向用户提供和传播信息的各种信息劳动，即信息服务产业内的所有活动，包括信息产品的生产开发、报道分配、传播流通以及信息技术服务和信息提供服务等行业。狭义的信息服务概念，是指专职信息服务机构针对用户的信息需要，及时地将开发加工好的产品以用户方便的形式准确传递给特定用户的活动，也称之为信息提供服务[②]。

第二种，将信息服务看作一个系统的运行过程。不仅是信息提供利用环节，而且是信息搜集、加工、整理、利用的一系列环节的综合。

就狭义而言，信息服务只是信息交流系统信息搜集、加工、整理、报道、服务、反馈中的一环，仅指接待用户并为其提供信息产品的工作。广义来看，信息服务涵盖了整个信息工作的内容，包括信息的搜集、整理、存储、加工、传递、提供利用等活动。信息活动是一个不间断的过程，其各个环节都是不可分的，信息服务渗透于每一个环节之中，单纯以提供信息利用为信息服务的内涵难以体现信息服务的广

---

[①] Taylor RS. The process of asking questions [J]. American Documentation, 1962, 13（4）: 391-396.

[②] 岳建波. 信息管理基础[M]. 北京：清华大学出版社，1999：141.

泛社会性。信息服务应从广义理解。信息服务是以信息技术设备为手段，运用科学的方法，针对特定需求向用户提供特定信息产品的有计划、有目的活动[①]。胡昌平认为信息服务是以用户的信息需求为依据，面向用户开展的一切服务性活动[②]。

简而言之，广义的信息服务指信息服务的全过程，狭义的信息服务活动仅指信息提供服务。

我们认为，广义和狭义的信息服务各有其适用性。广义的信息服务概念基于信息服务这种社会性活动的"服务"特征进行定义，便于人们从根源上把握信息服务的核心要义，认识信息管理活动的出发点和落脚点。用户的信息需求是一切信息活动的出发点，用户信息需求的满足是一切信息活动的归宿。广义的信息服务具有充分的学理意义。但在实践工作中，广义的信息服务范围过广而难以切入实际深入分析。信息搜集、信息整理、信息存储、信息加工、信息分析、信息传递、信息检索、信息提供与利用，这些术语任何一个单独概念都是内涵丰富、可单独阐释的。它们都是信息管理和利用过程的重要环节。但如果按照广义的信息服务概念，这些术语都可用"信息服务"统摄，笼括住一切信息活动，如图1.1所示。

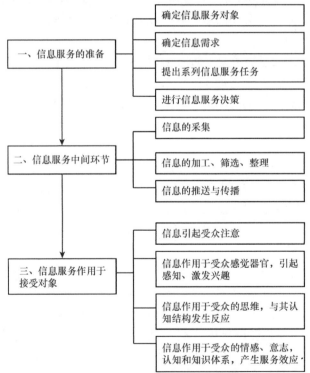

图1.1 广义信息服务工作示意图

狭义的信息服务认为，信息服务就是信息提供与利用服务，从最接近用户的

---

① 张燕飞，严红. 信息产业概论[M]. 武汉：武汉大学出版社，1998：209-210.
② 胡昌平. 信息服务与用户[M]. 武汉：武汉大学出版社，2008：4.

层面入手，追根溯源，从用户对信息的需求、需求的满足状况审视信息服务，即提供的信息在多大程度上为用户所利用、利用后的满足程度如何，原因何在？是信息提供者对信息的加工处理不够到位还是对用户的需求把握不够准确？是信息服务不容易获取？还是获取信息对于用户使用而言有难度……以信息提供与利用为出发点，研究用户需求，进而进行信息搜集、整理、存储、加工、传递等活动。可见，对于信息服务实践研究而言，狭义的信息服务概念更具操作性。本书对城市老年人信息服务问题深入研究，研究的核心即信息提供与利用服务。狭义信息服务可从信息服务提供机构、信息服务内容、信息传播载体和信息服务方式四个维度审视，如图1.2所示。

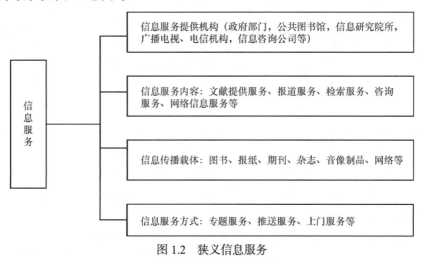

图1.2 狭义信息服务

我们认为，信息服务作为一种服务活动，它的产生、发展，都应遵循服务的最根本的原理，即"需求—满足—需求不满足—再满足"的不断运动过程中。需求是动力，需求决定信息服务的产生和发展，信息服务活动的一切都围绕着这个基本矛盾而开展。信息服务首先是一种服务，它具备服务活动的本质特征，以需求为动力起点，以满足需求为活动终点，从而产生社会效益和经济效益，推动社会的进步。

## 1.3 文献综述

### 1.3.1 国外老年人信息需求与服务研究

目前，国外比较经典的老年人信息需求研究成果大多来自于澳大利亚、英国和加拿大等国学者。芬兰和美国的学者也有较多的论述。纵观国外老年人信息需求相关研究，内容可概括为以下三个方面。

### (1) 老年人健康信息需求与服务研究

根据研究对象的不同，老年人健康信息需求研究可分为对普通老年人健康信息需求研究和特定群体老年人健康信息需求研究两大类。

Cawthra 认为，老年人的健康信息需求在许多方面和其他人群的有所不同。老年人需要不同表现形式的信息，老年人的直接参与决定了信息效用的发挥。老年人除了向初级保健工作者了解保健信息，还喜欢询问社会关怀和志愿部门内部是如何运作之类的问题。Cawthra 审视了信息专家们在提供资源和培训等工作中的作用，建议建立一个整体范围更广泛的行业，帮助实现对老年人的社会理解和服务[1]。

Hanso 和 Andersson 研究发现，老年人重视信息的易获取性和专业护理人员的支持。他们喜欢与家庭护理人员一起聆听和分享彼此的经历。

Martin 对老年人医疗信息需求和参与行为的四种影响因素（医疗信息的复杂性、认知能力、对医学权威的态度和健康控制的信念）进行了调查[2]。研究发现，在医疗环境中，信息交互意愿的减少与对患者权利（向医学权威挑战的权利、获取信息和作出医疗决定的权利）下降的认知显著相关。

Manafo 和 Wong 基于扎根理论，通过深度访谈收集数据，分析加拿大老年人的健康信息搜寻行为[3]。参与者是在加拿大多伦多社区居住的，独立寻求营养和健康信息的老年人。研究重点关注了营养和健康信息寻求对老年人的影响。研究结果发现，对老年人信息寻求行为的支持有助于他们的健康和幸福生活。这一发现对通过信息服务推进积极老龄化的工作策略有所启示。

Altizer 和 Grzywacz 等对老年人如何寻求和传播健康信息作了定性分析研究[4]。结果表明，朋友（非家庭成员）是健康信息的主要来源。参与者的行为表现为从健康信息的积极寻求者到被动的消费者。信息寻求产生良性结果很常见。女性比男性更多地与他人寻求和谈论健康信息。

Eriksson-Backa K.对芬兰讲少数民族语言的老年人的健康信息需求和图书馆作为信息源的作用作了小规模研究[5]。研究以问卷调查形式进行测试。受访者是 65 岁或以上，在芬兰讲瑞典语的少数民族老年人。研究者对研究对象的健康信息素养进行了调查，包括识别健康信息需要的能力，识别和使用可能的信息来源，并评估、理解和使用这些信息做出取舍决定的能力。结果表明，图书馆

---

[1] Cawthra L. Older people's health information needs [J]. Health Libraries Review. June, 1999, 16 (2): 97-105.

[2] Martin RK, Edelstoin B, Larkin CKS, et al. Factors related to the information needs and desired level of participation of older women engaged in medical decision making.

[3] Manafo E, Wong S. Exploring Older Adults' Health Information Seeking Behaviors [J]. Journal of Nutrition Education & Behavior, 2012, 44 (1): 85-89.

[4] Quandt SA, Bell R, Arcury TA. A Qualitative Analysis of How Elders Seek and Disseminate Health Information [J]. Gerontology & Geriatrics Education. October, 2014, 35 (4): 337-353.

[5] Eriksson-Backa K. Elderly People, Health Information, and Libraries: a Small-scale Study on Seniors in a Language Minority [J]. Libri: International Journal of Libraries & Information Services, 2010, 60 (2): 181-194.

和图书馆工作人员发挥的作用相当小，甚至不被作为健康信息的来源。当受访者需要健康信息时，他们通常转向医学专业人员。确定需要和来源选择对于受访者看似容易，但在理解上有一些问题。信息质量评估对于许多受访者而言似乎是困难的。研究结果表明，应扩大老年健康信息的信息环境空间。同时信息专业人员在提高老年人健康信息素养工作中发挥的作用还有很大的提升空间。

Chaudhuri 和 Le 等学者对美国老年人的健康信息寻求行为进行了研究，旨在考察老年人为了自己的健康需求利用哪些信息源，他们如何找到值得信赖和可靠的资源，以及他们在获得相关信息时面临的困难[①]。对社区退休受访者的问卷结果显示，老年人信任的特定健康信息来源从高到低依次为卫生保健提供者、药剂师、朋友和亲戚、退休社区工作人员、报纸、网络、电视、收音机。总之，老年人对能够与他们探讨健康的人有着更多的信任，而不是信任无生命的"虚拟空间"。研究认为，必须努力帮助老年人更好地利用互联网和识别可靠的在线资源，以便增加他们的信任度，从而提升自己寻求和使用健康信息来源能力的满意度。

（2）老年患者信息需求与服务研究

这是对身患某种疾病（如癌症、慢性阻塞性肺疾病、帕金森病或其他慢性病）的老年患者的信息需求和信息搜寻行为研究。

老年人个体在获取医学信息的偏好方面显示出自然的不同，这是 Harris 和 Bayer 等在探讨老年患者获得医疗信息的方法时研究发现的。对于大多数患者而言，与医生面对面的讨论通常是接收信息的首选方式，与护士的交流也被视作获取信息的一种积极手段。咨询机构在信息提供中起着重要的作用，尤其是对老年残疾人。家人和朋友也为老年患者提供信息。纸质文献信息，如传单、小册子和书籍，被老年患者及其照顾者广泛认为是好的信息来源，可作为与专业人士讨论的补充。人们通常认为电视和电台是为老年残疾人提供信息的有用媒体，但事实上他们通常被用作背景噪声，无法引起足够的重视。电话热线是目前地区医疗信息和支持提供中增长最快的。老年患者越来越多地通过互联网寻求健康信息，该方式具有可访问性、交互性、信息定制和匿名性等优势[②]。

van Weert 和 Bolle 等对 65 岁以上老年癌症患者的信息需求和沟通需求进行了观察研究。研究对老年癌症患者想要的信息和实际得到的信息进行了对比。研究结果发现，老年癌症患者最重视"治疗相关信息""康复信息""情感沟通"和对"现实期望"的讨论。除了对"现实期望"的讨论，护士几乎在所有方面都发挥着非常重要的作用。在老年癌症患者表达出的信息需求重要性和录像咨询呈现的实

---

① Chaudhuri S, Le T, White C, et al. Examining health information-seeking behaviors of older adults [J]. Computers, Informatics, Nursing: CIN, 2013, 31（11）: 547-553.

② Harris M, Bayer A, Tadd W. Addressing the information needs of older patients [J]. Reviews In Clinical Gerontology, 2002, 12（1）: 5-11.

际完成之间是有差异的，尤其是在"现实期望"的讨论、应对信息和人际沟通这些方面。研究结果表明，需要对患者教育进行改进，以确保高质量和面向老年患者需求。该研究的实践意义在于，要满足老年癌症患者的信息需求，应该对干预支持的发展予以重视，不论是对需求评估还是满足[1]。

Wakabayashi 和 Motegi 等对慢性阻塞性肺疾病老年患者自我管理信息需求的综合教育的有效性进行了问卷调研。调研结果表明，对老年慢性阻塞性肺疾病患者实施综合教育可有效提高患者的信息需求[2]。

从患者自身、亲属和专业人员不同的角度出发，Posma 和 van Weert 等对老年癌症患者对化疗的信息和支持需求进行了焦点小组和深度访谈研究[3]。研究结果发现，老年人比年轻人在信息处理和记忆方面存在更多困难。对于老年患者的信息提供来说，可信任的环境似乎是先决条件，个性化的信息对于提高信息记忆来说至关重要。但是，患者和专业人员对患者的自身处境和个性化信息需求都认识不足，患者还强调了敏感沟通的重要性，如在癌症治疗期间表达同情的情感支持。文章提出了接触患者家属、鼓励患者和亲属提问等改进措施。专业人员应该通过探索信息需求、治疗目标和期望，定制老年癌症患者的个性化信息、支持需求和提高信息获取能力的患者教育。通过护士表示同情和情感支持可以建造一个可信任的环境。信息提供应该更加结构化，通过总结和重复最重要的、与个人相关的信息；为适应特定的信息需求，对护士进行沟通培训，以及对类似问题提示表等辅助工具的使用可能是有效的方法。

Pinquart 和 Duberstein 对老年癌症患者的信息需求和决策过程进行了研究[4]。得到的结论是，一般情况下，老年癌症患者更愿意接受与他们疾病和治疗相关的少量信息，他们在治疗决策制定过程中不怎么积极参与。他们也不太可能收集和分析所有相关信息以作出最优决策。尽管如此，只有少数老年人希望在决策过程中发挥积极作用。考虑到他们在决策中较少积极参与，老年人可能会对积极参与表示较少的正面心理作用，这些对老年癌症患者工作有所启发。

通过与33名德国帕金森病老年人半结构化的访谈，Macht 和 Gerlich 等对帕金森病老年患者信息需求及其相关问题进行了探究[5]。研究发现，帕金森病老年患者

---

[1] van Weert J, Bolle S, van Dulmen S, et al. Older cancer patients' information and communication needs: what they want is what they get? [J]. Patient Education And Counseling, 2013, 92 (3): 388-397.

[2] Wakabayashi R, Motegi T, Kida K, et al. Efficient integrated education for older patients with chronic obstructive pulmonary disease using the Lung Information Needs Questionnaire [J]. Geriatrics & Gerontology International, 2011, 11 (4): 422-430.

[3] Posma E, van Weert J, Jansen J, et al. Older cancer patients' information and support needs surrounding treatment: An evaluation through the eyes of patients, relatives and professionals [J]. BMC Nursing, 2009, 8: 1.

[4] Pinquart M, Duberstein P. Information needs and decision-making processes in older cancer patients [J]. Critical Reviews In Oncology/Hematology, 2004, 51 (1): 69-80.

[5] Macht M, Gerlich C, Ellgring H. Information Needs in Older Persons with Parkinson's Disease in Germany: A Qualitative Study[J]. Forum: Qualitative Social Research, 2003, 4 (1): 186-200.

的信息需求指向可识别的主题和背景。基于不同的动机,少数参与者说自己没有信息需求。帕金森病老年患者有不同的信息源,包括来自于专家、视听材料、书面材料等的信息;以及家庭成员、朋友和其他患者提供的信息等。信息需求会随着疾病的不同阶段而发生变化。根据帕金森病老年患者对由专业人士提供的信息和沟通、给出的各种建议的积极和消极的体验,提出了改善信息提供和沟通的五种建议:第一,尝试提供任何信息之前都应先对帕金森病老年患者信息需求的实际状态进行评估;第二,对于一些帕金森病老年患者来说,应该推迟信息提供至晚些更合适的时间;第三,对于既定的人选最充分的信息选择应来自不同的信息源;第四,专业人士应该鼓励积极的信息搜寻和增加与帕金森病老年患者之间的接触;第五,满足以下条件的信息提供是最有效的:患者和专业人士以固定的时间间隔会面;专业人士营造出保密的、开放的和受鼓励的氛围;调整信息和互动以适应帕金森病老年患者;提供的信息是可理解的。

Samman 和 Chaar 等对说阿拉伯语的澳大利亚老年人药物和疾病信息资源的访问、满意度、感知和需要,采用焦点小组访谈法进行了探索性研究[1]。研究对象是 29 名 65 岁以上患有慢性疾病,说阿拉伯语,但不能流利地说和读英语的老年人。研究结果发现,尽管对咨询过程不满,但说阿拉伯语的全科医生是说阿拉伯语的澳大利亚老年人医药和疾病信息的主要来源(被调查者不会阅读和书写,依赖于家庭成员的翻译)。对于他们的健康和医药信息,男性被调查者比女性被调查者更为关注和积极。这项研究强调了说阿拉伯语的澳大利亚老年人对医药和疾病信息的有限的可用性,他们对说阿拉伯语的卫生保健专业人员的信息和家庭成员的翻译有依赖。这一群体的老年人需要可持续的医药疾病信息。

对老年人健康信息需求的相关研究表明,医学专业人员在满足老年人健康信息需求中发挥着至关重要的作用,肯定了健康信息需求和搜寻行为对老年人生活的积极意义。同时信息专业人员(图书馆工作人员等)对老年人健康信息需求满足的作用则十分有限,一方面是因为老年人与图书馆工作人员或其他信息专业人员互动较少;另一方面,信息专业人员也可就此现状进行反思,以发挥自身特点,对满足老年人群体社会信息需求方面做更多的深入细致的工作。

(3)老年人健康信息之外的其他类型的信息需求与服务研究

Getz 和 Weissman 对以色列老年人关于法律和社会服务的信息需求进行了问卷调研[2]。基于 Nicholas 信息需求评估的框架,他们构建了一个以色列老年人法律

---

[1] Samman F, Chaar B, McLachlan A, et al. Medicines and disease information needs of older Arabic-speaking Australians [J]. Australasian Journal On Ageing, 2013, 32(1): 28-33.

[2] Getz I, Weissman G. An Information Needs Profile of Israeli Older Adults, regarding the Law and Services [J]. Journal of Librarianship and Information Science, 2010, 42(2): 136-146.

和社会服务信息需求的纵断面图。通过对出生于欧洲、亚洲、非洲的参加社交俱乐部的 200 名老年人进行问卷调查，结果发现这些老年人主要的需求在于应对生活中随时变化的信息，在信息服务和信息交付类型的功能方面，年龄、教育水平、自我报告健康状况和他们感兴趣的主题之间存在显著的相关性。

Mary 和 Owen 的研究对利兹市老年人有关社会和社区信息的访问和使用进行了探讨。老年人社会交往强调中介的作用，认为中间人可以促进社会交往，不用过多担心信任问题，可以减少处理复杂信息造成困扰的机会，并提出一个社交网络模型[1]。

Sergy 从现代技术的角度研究了老年人使用互联网和信息访问需求的问题[2]。

在澳大利亚，老年人跌倒损伤常见且花费昂贵，对老年人的健康和生活质量有相当大的影响。但来自于不同文化和语言背景人群对跌倒相关的问题知之甚少。Xiao Jing Y, Haralambous 通过对来自中国的澳大利亚老年人进行调查，了解他们对跌倒和预防跌倒的理解，并以此来探索他们的信息需求[3]。研究者对墨尔本 15 名来自中国广东的老年人进行了两个焦点小组讨论。研究结果表明，需要进一步对中国老年人群进行跌倒危险因素和预防策略的教育，最好是用他们的第一语言。因为联盟卫生服务被视为陌生的参与者。结果表明，跌倒预防计划需要考虑这些在澳大利亚的中国老年人的特殊语言需求和信息服务的偏好。

第四年龄段[4]是一个依赖性越来越强和失能的阶段。Williamson 和 Asla 从信息行为入手，首次对第四年龄段人士的信息素养需求进行了研究[5]。虽然人们在第四年龄段，信息需求和资源使用更少，但他们仍然是重要的参与者，信息素养对第四年龄段的老年人有重要意义。信息获取有着增强社交网络和沟通的作用；人们在信息场地聚集的主要目的是信息共享，人为创造的目的对信息传播也发挥着重要作用。互联网的作用，包括辅助技术的使用，与老年人的信息素养之间具有相关性。虽然信息素养对于第四年龄段人的幸福至关重要，但现有的信息服务需

---

[1] Mary Godfrey, Owen Johnson. Digital circles of support: Meeting the information needs of older people[J]. Computers in Human Behavior, 2009, 25 (5): 633-642.

[2] Sergy L. Engaging Older Adults with Modern Technology: Internet Use and Information Access Needs [J]. Library Journal, 2012, 137 (18): 89.

[3] Xiao Jing Y, Haralambous B, Angus J, et al. Older Chinese Australians' Understanding of Falls and Falls Prevention: Exploring Their Needs for Information [J]. Australian Journal of Primary Health, 2008, 14 (1): 36-42.

[4] 2000 年阿根廷海滨城市马德普拉达市第五届全球老龄大会上首次提出"第四年龄"概念。以往，一直将人大致分为三大年龄段，即儿童年龄、劳动年龄、老年年龄。老年群体被归为第三年龄。参会的老年学专家经过对过去大量的老龄问题研究结果分析认为，人类的寿命已得到延长，但在身体健康状况方面，低龄老人与高龄老人存在明显差异，从而形成两个截然不同的群体。因而用一个年龄段来概括老年群体是不科学的，应该把老年阶段分为两个年龄段，即："第三年龄"和"第四年龄"。第三年龄指 60 岁至 85 岁的老年人，他们相对健康、有自理能力，是活跃性的老年群体，也被称为"户外活动场地中的老年人"；第四年龄指 85 岁以上的老年人，他们一般普遍带有三种以上疾病，自理能力比较差，亦被称为"室内的老年人"。

[5] Williamson K, Asla T. Information behavior of people in the fourth age: Implications for the conceptualization of information literacy [J]. Library & Information Science Research (07408188), 2009, 31 (2): 76-83.

要调整，以适应老年人特定的信息背景。

Wicks 对老年人和他们的信息搜寻行为的研究重视比较[1]。在他的相关定性研究中，审视了老年人的信息寻求行为，询问参与者信息来源的使用是否随他们完成角色的不同而不同；刚进入退休的"年轻"老年人的信息寻求是否不同于"年长"老年人；独立生活老年人寻求信息是否不同于那些生活在同一个机构环境中的老年人。他对 29 个参与者进行了访谈，访谈内容表明，人际信息与内部资料是参与社区组织老年人信息需求满足的重要信息源；人际信息源为老年人的医疗和财务问题提供答案；老年人通过搜寻印刷资料满足自己的爱好。研究还发现，计算机使用对区分不同年龄段的老年人有重要意义。

### 1.3.2 国内老年人信息需求与服务研究

（1）老年人信息查询行为研究

老年人信息查询行为的研究成果来自于国家社会科学基金"不同养老模式下老年人生活质量研究——基于日常生活信息查询行为视角"课题组成员。李小平、张娟等基于威尔逊的信息行为模型，结合马斯洛的需求层次理论，以及老年人的年龄、生理、受教育程度、信息素养和经济条件等多种影响因素，演绎了老年人日常生活信息查询行为理论模型[2]。

该课题组还对我国上海、无锡、武汉、郴州、重庆、遵义六个分处（东、中、西部地区）的 60 岁以上老年人的日常生活信息查询行为进行了实证研究，对不同地区老年人日常生活中信息获取渠道、渠道使用频率、信息需求内容、信息关注程度、信息获取条件等的差异性进行了数据分析[3]。研究发现，我国东、中、西部地区，无论是直辖市、省会城市还是地级市，老年人日常生活信息查询行为总分和各维度均与经济和文化程度有关，与地理位置也有一定的关系。同时发现，老年人选择日常生活信息获取渠道的比例从高到低依次为电视、亲朋好友、图书报刊、广播、网络、讲座；关注信息的类型从高到低依次为天气预报、新闻报道、健康信息、娱乐信息、社会福利信息、科普常识信息、旅游信息、交通信息、购物信息、财经信息；去图书馆的目的主要是查阅图书报刊，使用网络的比例较少。老年人日常生活信息查询行为的信息获取渠道多样且传统、关注类型多样且具有较强的时效性[4]。

该课题组的李小平、马佳等对重庆市家庭、社区、机构三种不同养老模式下

---

[1] Wicks D. Older Adults and Their Information Seeking [J]. Behavioral & Social Sciences Librarian, 2004, 22(2): 1-26.
[2] 李小平, 张娟, 杨晓苏, 等. 老年人日常生活信息查询行为模型研究[J]. 图书馆学研究, 2012, (17): 66-71.
[3] 李黎, 张忆雄, 俞平, 等. 不同地区老年人日常生活信息查询行为的实证研究[J]. 图书馆论坛, 2014, (3): 48-52.
[4] 李小平, 马佳, 李黎, 等. 老年人日常生活信息查询行为现状及特征[J]. 中国老年学杂志, 2014, (9): 2523-2524.

老年人的日常生活信息查询行为特征和信息查询能力进行了问卷调查[①]。对老年人的获取信息渠道数量、信息需求、网络使用情况、信息查询行为得分进行对比，几个方面得分排列情况全部相同，每项得分最高的都是社区养老模式下的老年人，其次是家庭养老，机构养老得分最低。研究结果表明，不同的日常生活环境下老年人的信息查询行为特征和信息查询能力具有差异性[②]。同时，对三种不同养老模式下老年人日常生活信息查询行为与生活质量的相关性进行了调查研究。研究结果表明，老年人日常生活信息查询行为与生活质量呈正相关，因此提高老年人信息查询能力，特别是提高老年人的心理健康水平，可提高老年人的生活质量。各种养老模式下老年人日常生活信息查询行为与生活质量呈弱相关。无论是哪种养老模式，改善环境都是提高老年人生活质量的重要因素。

（2）老年人信息需求内容研究

左美云、刘勍勍、刘方的《老年人信息需求模型的构建与应用》是老年人信息需求内容研究的早期成果之一[③]。此文基于马斯洛的需求层次论演绎了老年人信息需求的五层模型：衣食住行、日常护理等生理信息需求；医疗保健、养老政策等安全信息需求；亲友信息及团体活动等情感信息需求；自我评价、社会评价等受尊重信息需求；知识技能和工作岗位等自我实现信息需求。此模型明确的信息需求内容可用于指导面向老年人信息需求的信息系统和信息技术的开发。

王晓云、张晓光对石家庄市老年人的信息需求现状进行了调查研究[④]。调研结果表明，老年人信息需求的内容包括衣食住行、健康、智能化信息产品、求偶、再就业等；老年人获取信息的渠道多样，广播电视是最主要渠道，51.5%的老年人使用网络；获取信息最大的目的是如何养老和提高生活质量与休闲娱乐，其次是了解社会时态，特别是关注民生政策等。老年人群体存在信息获取渠道狭窄、信息资源匮乏、信息获取能力低等现实问题。

范良瑛等对我国上海、无锡、武汉、郴州、重庆、遵义六个分处东、中、西部地区的60岁以上老年人的日常生活信息需求进行了调研分析[⑤]。研究发现，老年人最关注的是新闻资讯信息、健康信息、娱乐信息、福利信息以及科普知识。对新闻资讯的关注可给老年人带来精神上的满足；健康信息的需求广泛而迫切；

---

① 李小平, 马佳, 蔡吉梅, 等. 不同养老模式下老年人日常生活信息查询行为对比[J]. 中国老年学杂志, 2014, (6): 1611-1613.

② 李小平, 张忆雄, 马佳, 等. 不同养老模式下老年人日常生活信息查询行为与生活质量的相关性研究[J]. 图书情报工作, 2013, 13: 127-131.

③ 左美云, 刘勍勍, 刘方. 老年人信息需求模型的构建与应用[J]. 管理评论, 2009, 10: 70-77.

④ 王晓云, 张晓光. 老年人信息需求现状及对策研究——以石家庄市调查为例[J]. 科技文献信息管理, 2014, (2): 8-10.

⑤ 范良瑛, 李黎, 马佳, 等. 不同地区老年人的日常生活信息需求[J]. 中华医学图书情报杂志, 2014, (3): 49-51.

科普知识是时代对老年人的要求；老年人对消费出行类信息的需求整体较弱，出行方面的信息关注度稍高于金融消费信息。不同地区的老年人对各类型信息的关注程度存在显著差异，西部地区的老年人对新闻报道的关注程度居各类信息之首，娱乐信息关注度也高于其他地区。

徐兰等对重庆市不同养老模式下老年人10种日常生活信息需求关注度进行了统计分析[①]。各种养老模式下老年人所关注的日常生活信息有共同点。无论哪种养老模式下，老年人对时事和天气信息都较为关注；对健康信息、娱乐信息的关注度也相对较高；对购物信息、经济信息、旅游信息、交通信息等消费出行类信息总体关注度较低。在存在共性的同时差异性也很明显，机构养老模式下老年人对娱乐信息的需求最高，对健康信息、科普常识类信息的关注比例低于社区和家庭养老。

（3）老年人特定信息需求与服务研究

老年人特定信息需求研究指的是以老年人某一种信息需求及其满足为主题的研究。

郑钊权的《老年人的网络健康信息需求研究》[②]对老年人的网络健康信息需求特点进行了总结：健康信息需求多与慢性疾病相关，老年人最想了解的健康信息内容是一些慢性病的发病原因和用药常识；能够使用网络的老年人基本上都受过较好的教育，并且有一定的经济实力；但网络健康信息的可获得性、易用性和可读性均不高。文章对老年人网络健康信息需求的影响因素进行了探索性分析，认为当前我国网络化社区老年人保障体系和服务建设缺失，应实施老年人上网专项计划、设计老年人网站、进行老年网络健康教育。

时少华对老年人的旅游市场信息需求进行了内容分析研究[③]。结果显示，老年人旅游市场信息可分为旅行社、领队与导游服务、行程安排、住宿、餐饮、交通、游览、购物八个类别；老年人获取旅游信息的渠道较为闭塞，主要是通过子女和亲朋好友介绍，其次是网络查询和到旅行社咨询，平时的印象也是重要渠道，媒体、广告、新闻是排名靠后的渠道。研究认为老年人的旅游信息服务不足，要改善这种状况，需要旅游企业提供真实、全面信息，对老年人及其子女亲朋进行针对性宣传，旅游管理部门要加强老年旅游者的公共信息供给与旅游企业信息提供的监管。

宿迁市老年人健康信息传播课题组基于应用营销学的4P理论，对宿迁市老

---

① 徐兰，强威，李小平，等. 重庆市不同养老模式下老年人日常生活信息需求调查[J]. 重庆与世界（学术版），2014，（6）：29-32，47.
② 郑钊权. 老年人的网络健康信息需求研究[J]. 内蒙古科技与经济，2010，（12）：55-56.
③ 时少华. 老年人旅游市场信息需求及其实现路径研究——以北京市老年人调查为例[J]. 上海商学院学报，2013，（4）：81-86.

年人健康信息需求及传播方式进行了调查研究[①]。调研结果表明,宿迁市老年人对健康知识和个人健康服务等健康产品的需求普遍关注度不高;几乎一半的老年人通过接触方便的电视节目获取健康知识,其次是报纸,人际传播也是比较普遍的传播方式。研究者认为造成宿迁市老年人健康传播水平低下的原因有老年人较低的经济生活水平、较低教育水平等。提出电视节目要符合老年人接受信息的特点、广播媒介传播健康知识应系统、建立社区老年人健康俱乐部等改善措施。

### 1.3.3 现有研究的不足

国外对老年人健康信息之外的信息需求研究成果在数量上明显少于老年人健康信息需求相关研究。研究方法多采用定性方法,注重差异性研究,如注重老年人文化或语言背景差异,注重不同年龄段差异,关注生活环境差异,聚焦于不同社会角色等。总而言之,老年人一般信息需求研究成果较少。但国外在理论和实践上的有益探索也可给我们的研究提供很多启发。相比之下,国内研究虽取得了令人瞩目的成就,但也存在以下问题。

(1)理论模型构建多采用演绎法,具有较强的主观性

无论是老年人的信息需求模型,还是日常信息查询行为模型,都是采用的演绎推论法,主观意味浓厚,欠缺实地调查材料的支撑。

(2)研究方法较为单一

纵观国内的老年人信息需求及相关研究,除文献分析外,全部采用问卷调查法。问卷调查具有大范围数据搜集快、利于被调查者看到和回答问题等优点,但对于视力状况普遍下降、阅读能力整体偏低、信息世界较为封闭的老年人来说,调查问卷回收率明显受到制约,单一的问卷调查其代表性值得怀疑,也不足以反映他们的信息需求实况。在这方面,更深层次的、个人化或小组化的访谈可能会带来很多有效信息。

(3)对老年人信息需求影响因素的分析不够全面

国内的老年人信息需求研究多是行为统计研究,如信息需求的内容、信息获取的渠道、网络使用的情况、信息查询的行为等。影响因素的分析条件有所处地区、经济水平、养老模式、受教育程度等,这几个自变量对于老年人信息需求这一因变量有一定的解释度,但也是很不充分的,而且,信息需求影响因素也是相应信息服务保障的前因性条件,因此对于其他因变量如健康状况、居住状态、工作背景、工作状态、社会人际网络支持和信息环境等的探索是极为必要的。

---

[①] 宿迁市老年人健康信息传播课题组. 宿迁市老年人健康信息需求及传播方式[J]. 经济研究导刊, 2014, (20): 266-268.

（4）缺乏差异性研究

不同文化或语言下的老年人，不同年龄段的老年人，生活信息环境不同的老年人，家庭与社会角色不同的老年人，他们的信息需求是否相同？如果不同又各是怎样的？这方面的研究目前较少。

## 1.4 研究问题和研究内容

### 1.4.1 研究问题

本研究拟解决的关键问题有三个。

第一，城市老年人的信息需求的特点与常见影响因素。

第二，当前老年人信息服务是否切合城市老年人信息需求，可从哪些方面对城市老年人信息服务工作予以改善。

第三，基于城市老年人信息需求的社会服务保障体系构建。

### 1.4.2 研究内容

本研究拟对"城市老年人"这一群体信息需求的共性问题进行探讨，以此为基础，针对城市老年人信息需求特点与信息服务现状，提出构建合理的信息服务保障体系的问题。具体研究内容包括以下四个方面。

（1）城市老年人信息需求的社会调查及其影响因素研究

通过个人访谈和问卷调研，对老年人信息需求的现状予以揭示。分析老年人信息需求的具体内容、特点、信息需求的影响因素等，并对老年人不同层次信息需求的满足途径与满足程度进行研究。

（2）城市老年人信息服务现状分析

采用文献调研和田野观察的方法，分别从广播电视信息传播服务、文献信息提供服务、老年人网络信息服务、老年服务机构提供的信息服务和其他机构提供的老年人信息服务五个方面对老年人信息服务现状进行探究。

（3）面向城市老年人信息需求的信息资源组织

基于城市老年人信息需求和信息服务现状调研的结果，明确面向老年人信息需求的信息资源组织工作重点。

（4）我国城市老年人信息服务保障体系构建

基于城市老年人信息服务现状，构建我国城市老年人信息服务保障体系，并就其运行机制进行探究与阐释。

## 1.5 研究思路与研究方法

### 1.5.1 研究思路

本书研究的具体思路如图 1.3 所示。

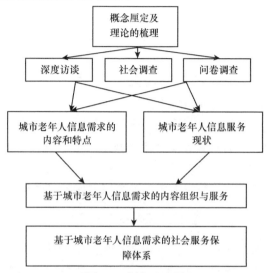

图 1.3　研究思路图

通过文献查阅和实地调查的方式相对全面地了解老年人的信息需求与老年人信息服务工作的有关情况，分析老年人信息服务工作中的问题和发展趋势，并在借鉴既有经验的基础上提出改善老年人信息服务的对策建议；通过对不同生活背景老年人信息的综合归纳，对当前老年人信息需求、信息服务等方面的工作进行比较和分类研究，探究城市老年人信息服务的发展措施和具体保障机制。

### 1.5.2 研究方法

本书研究方法主要采用文献研究、调查研究、比较研究、案例分析、内容分析五种方法。

（1）文献研究法

通过查阅图书、电子期刊和相关机构的实际记录，在对大量相关文献的收集、整理、阅读、比较、归纳和综合的基础上，选择适合于城市老年人群体信息需求的研究方法，并结合前人相关研究和前期用户问卷调研结果，设计调研问卷和访谈提纲。

（2）调查研究法

运用深度访谈、小组访谈、问卷调查和田野观察等形式，获取受时间限制的、依赖背景的城市老年人信息需求的社会建构的、复合的现实图景。

（3）比较研究法

对性别、年龄、文化程度、健康状况、主观幸福感、工作属性、居住状况、工作状况、经济收入、社会支持、信息设备提供水平等不同自变量条件下老年人的信息需求进行比较，探究城市老年人信息需求的影响因素。

（4）案例分析法

选取不同老年人信息服务类型的典型案例，对其服务内容、服务方式、服务效果等进行分析，总结经验，在此基础上提出自己的观点和看法。同时，采用丰富多样的案例支持本书的论述。

（5）内容分析法

对已记录归档的报纸中的对老年人的报道进行分析，从报道数量、报道主题、报道价值取向等方面对有关老年人的报道进行客观的、系统的和定量、定性描述。

## 1.6 研究的创新点

（1）研究视角独特

运用现象学反观城市老年人的日常生活，通过具体现象直观其本质。沿信息路线找寻影响这一群体人员生活状况问题的核心；运用田野观察和叙事研究，深度透视老年人信息需求与满足状况。

（2）研究观点创新

对老年人信息需求的影响因素进行了量化分析，在他人提出的影响因素外，增加了主观幸福感和社会支持两个自变量。对老年人不同类型信息服务现状加以呈现；提出专题数据库建设、针对不同群体老年人特点的分众化信息资源组织等面向老年人信息需求的信息服务工作建议，构建了多维一体的城市老年人信息服务保障体系。

# 2 老年人信息需求与服务的相关理论

研究老年人信息需求与服务保障，有必要对老年人信息需求与信息服务的相关理论和方法进行深入的理论梳理，总结归纳对本研究起支撑作用的基础理论，并分析这些理论的适用性。

## 2.1 老年学相关理论

老年人是老年人信息需求与服务保障研究的主体对象，要对其信息需求和信息服务状况进行研究，首先应对这一群体的心理与生活状况有所了解。社会建构理论、社会支持理论和圆周生活理论都是广受推崇的有关老年人的理论研究成果。

### 2.1.1 社会建构理论

社会建构主义认为，所有年龄的人的日常生活都建立在自己为之赋予的社会意义上。不存在对所有人来说都一样的"固定现实"。人们创建了自己的现实，这些现实会随着时间的改变而变化。一位年轻人可能会把自己的生活世界看成是要对工作和家庭负责。他的世界观决定了他如何排列各种活动的优先顺序和对人对事的态度。一位年轻母亲可能觉得自己的首要责任是养育孩子，并按照这一观点组织安排自己的活动。然而，当人们进入老年的时候，他们对于自己的现实世界的社会建构会有所改变。把孩子抚养成人后，老年人安排活动的优先秩序可能会转变，原先排在第一位的"做好父母"转变为"做好伴侣"，或者是参加偏重有利于自身而不是有利于社会的活动。人们为自己的生活所建构的现实能解释他们的所作所为。如果老年人把老年生活视为社会活动较少、偏重内省的日子，便会按照这样的想法去安排自己的生活。如果老年人把这一时期视为做自己早年想做却没时间做的事的时机，就可能会偏向有较多的活动。社会建构理论不把老年人定性化，根据所谓的标准去判定老年人是功能正常发挥还是功能失调、健康或者病态。社会建构理论的学者认为老年生活是个人对这一人生阶段的看法。

社会科学家运用个人访谈和叙事研究之类的研究方法，搜集老年人界定自己老年现实的社会线索。一位老年妇女可能会把智能手机看成功能强大的工具，非常愿意使用；而另一位老年妇女则可能会认为智能手机的功能太过复杂，拒绝接受。退休后，一位老年男子可能很喜欢靠在沙发上悠闲看球赛；而另一位老年男子可能喜欢与工作无关的各种事情，活跃地参加各种休闲活动，如打扑克或打门球。社会建构主义把年老和其后的调适看成独特的个人过程，每个人会根据自己的社会认识来决定。

如果社会现实是人们自己建构的，为老年人提供信息服务的首要任务就是要了解老年人建构的现实是什么。了解老年人如何看待其发挥作用的世界，有助于信息服务工作者提供符合老年人价值观的与老年人需求相契合的信息内容。

### 2.1.2 社会支持和隔离理论

有研究发现，社会交往和支持是老年人生活满意度和良好情绪的最重要的预测指标[1]。Cobb（1976）把社会支持定义为一种信息，它包含三个层次的信息：①使个体相信他/她被关心和爱的信息；②使个体相信他/她有尊严和价值的信息；③使个体相信他/她属于团体成员的信息。

社会支持在帮助老年人抵御各种类型的失去所带来的影响方面扮演着重要角色。家人和朋友的支持可以帮助丧偶的老年人面对生活变化所带来的一系列挑战[2]。来自家人和朋友的关系和爱护，会缓解老年人失去伴侣的痛苦。身患疾病的老年人在做手术决定的时候，接收到来自亲友的情感方面的支持和照护方面的保障信息，将降低老年人的恐惧感。

研究还发现，被描述为成功的老年人常常是那些能够全身心投入到与家人和朋友的往来中，投入到有所贡献的活动中的人。这些老年人明白在自己的生活中什么重要，谁在意他们，什么活动能帮助自己保持正面的自我形象。这些老年人对自我现实有清楚的认知和定位：有自己要做的事，有关心、在意自己的人。

人到老年后，常常处于一种原有的社会联系逐渐减少以至于与社会隔离的状态，后者对于老年人的身心健康及生活质量均有着明确的不良作用[3]。社会隔离从信息面而言，指的是老年人与外界信息被隔断。年轻人通常不把家里或社会上发生的事情告诉老年人，认为老年人可能无法理解，或担心增加老年人心理负担；或者只是给老年人一个安稳的物质生活环境，缺乏信息交流与沟通。社会隔离对老年人是一个非常大的风险因素。它不仅会导致老年人认知和智力功能的下降，而且还会对抑郁症、痴呆、药物滥用和虐待老人起到助推的作用。老年人要想拥有良好的心态和社会适应能力，就需要保持与他人或事物的联系。对一些老年人来说，这种联系是指维系与家人、朋友的关系。有家人或朋友关心的老年人可能更会关心身体健康问题。知道其他人关心自己的健康，可能会鼓励老年人坚持不懈地按医嘱服药或者是服从治疗方案。而对另一些老年人来说，自己的宠物、电话联系的朋友，甚至种植的植物也能满足保持这种联系的需要。老年人需要某些形式的社会交往以保持智力功能和社会功能。与他人保持交往对老年人而言非常

---

[1] [美] 凯瑟琳·麦金尼斯-迪特里克. 老年社会工作：生理、心理及社会方面的评估与干预[M]. 隋玉杰译. 北京：中国人民大学出版社，2008：69.

[2] 汪剑琴. 老年人心理特点与老年工作策略思考[J]. 管理观察，2009，(7)：170-171.

[3] 王梅. 社会隔离与社会支持：一种应用观点[J]. 人口研究，1995，(3)：61-64.

重要，此外，老年人感觉自己仍能做贡献、自己还有用也同样重要。对一些老年人来说，贡献是显而易见的，如在社区或学校提供志愿服务。而对另一些老年人来说，贡献的界定更微妙些，采用的形式有种花养草、打牌、照顾孙辈、保持家中卫生或者上网。最重要的是，老年人认为自己是有贡献的。

社会支持理论启示我们，老年人信息服务的内容应该包括关心和爱的信息；使老年人相信自己有尊严和价值的信息；使老年人可以产生归属感的信息。社会隔离理论更是强调了老年人与外界保持联系和社会交往，让老年人感受到自己的价值，了解到建构自身精神世界的重要性。

### 2.1.3　圆周生活理论

圆周生活理论来源于查特曼对美国东北地区安全系数最高的监狱女囚信息世界的研究。她观察到女囚们生活于"圆周"社会，这是一个对具有大量不确定性的环境有着特定接受水平的社会。圆周生活圈是一个既解放又限制的世界。圆周生活决定了在小世界中哪些信息会被传达，哪些信息会被截留，社会控制是这种小世界的圆周生活得以存在的关键因素之一。

圆周生活理论的具体内容：①小世界概念化对于圆周生活是最基本的，因为它建立了圈子内部人士行为的合法边界。②社会规范迫使个人行为经受公众审视，它是评价行为（包括信息搜寻行为）是否合适的公众监督域。③建立恰当行为的结果是世界观的产生，这个世界观包括语言、价值观、意义、符号以及在当前时空内保持世界观的背景等。④对于大多数的我们而言，世界观通过圆周生活的方式运作。基本上，这是一种保障性的生活。大多数时候，它以足够的可预测性在运转，直至严重问题的产生，否则信息搜寻行为没有意义。⑤圆周生活圈的成员不会越过他们世界的边界去搜寻信息。⑥只有在某种程度上满足下列条件，个体将会越过信息边界：信息被认为是至关重要的；存在集体期盼，信息是与解决问题相关的；有了圆周生活不再运作的认知[①]。

圆周生活理论提供了审视社会生活的一种策略。在监狱这种残酷小世界的"圆周"环境下的女囚们的信息搜寻行为是自卫性的。信息行为的目的首先是为了生存，其次是为了让自己拥有控制力。获取与交流的信息内容包括与日常生活模式、人际关系和其他来自于生活的事物相关的信息。在小世界的生存环境下，信息的影响方式是即时的。总而言之，圆周生活不赞成信息搜寻行为，因为没有搜寻外部信息的需求。

综上所述，同是对影响老年人成功晚年心理社会方面因素的探查，社会建构理论提示我们应该关注老年人自我建构的世界，社会隔离理论强调老年人建构自

---

① Chatman EA. A theory of life in the round[J]. Journal of the American Society for Information Science and Technology, 1999, 50（3）：207-217.

我精神世界的重要性,圆周生活理论为我们提供了审视老年人生活的一种策略,即通过信息在日常生活中的产生、传递、发挥作用等的考查,了解老年人的生活世界。社会支持理论对老年人信息服务内容有一定的启发,同时强调,家人和朋友是老年人信息服务工作中的重要一环。

## 2.2 需求理论

研究"信息需求",必须先了解"需求"。需求主要是行为心理学的研究对象,关于需求的经典理论有以下三种。

### 2.2.1 马斯洛的需求层次理论

马斯洛从人本主义视角分析行为动机,提出人的基本需求是一种金字塔结构。从低到高依次为生理需求、安全需求、社交需求、尊重需求与自我实现需求。各项需求具体内容与关系如图 2.1 所示。

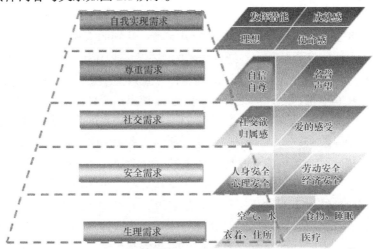

图 2.1 马斯洛需求层次理论

基于马斯洛的需求层次理论,有学者总结出人的基本需求的六大特性:①稳定性,虽然存在少数例外,但多数人的基本需求按这样的顺序排列。②相对满足性。社会中几乎所有人的各个需求总是部分满足,又部分不满足的。金字塔模型表示层级越高的需求在社会中得到满足的人比例越低。当较低级的需求得到了满足以后会出现较高级的需求,新需求的出现是一个在程度上逐渐加强的过程。③无意识性。从整体上来说,对普通人而言在大多数情况下其基本需求都是无意识的。④文化普遍性和特殊性。大多数人类学家都曾感受到,一旦深入了解,就会发现除了第一眼见到的差异外,在深层次思想上各个文明中的人都是十分相近的。基本需求为我们揭示了隐藏在不同文化背后的一致性。⑤行为的多重动机。

人的某一种行为并非是某一种动机就导致的，多数情况是由多重需求决定的。⑥动机理论以目标为中心。需求系统的分类原则是行为的目标，行为的目标是动机理论的核心。

马斯洛需求层次论是需求理论中传播范围最广的，它揭示了人们形形色色的表面欲望和行动之下的共同本质。

### 2.2.2 使用与满足理论

使用与满足理论来自传播学者对媒介与受众关系的研究。研究者认为受众使用媒介是为了满足自己的需求。施拉姆将使用与满足理论比喻为"自助餐厅"：受众参与传播，犹如在自助餐厅就餐，每个人都将根据自己的口味及食欲来挑选饭菜①。自助餐厅里的主角是受众，媒介是为受众提供服务。该理论的核心主张：受众成员对媒介产品的消费是有目的的，旨在满足某些个人的、经验化的需求，即人们观看电视与电影、阅读报纸与书籍等，实际上在不同程度地使自己的某些需求得到满足。

需求是卡茨受众研究的关键词汇。他与他的同事在大量的相关文献中选取了35种需求，把人们使用媒介的需求分为五大类：认知的需求、情感的需求、个人整合的需求、社会整合的需求、纾解压力的需求②。他认为，具有社会和心理根源的需求引起人们对媒介及其他渠道的期望，导致媒介接触的不同形式，结果是原需求的满足及其他预料之外的结果。并于1974年提出了使用与满足理论的基本框架（图2.2）。其理论要点有五个：①人们接触使用传媒的目的都是为了满足自己的需要，这种需求和社会因素、个人的心理因素有关。②人们接触和使用传媒的两个条件：接触媒介的可能性；媒介印象即受众对媒介满足需求的评价，是在过去媒介接触使用的经验基础上形成的。③受众选择特定的媒介和内容开始使用。④接触使用后的结果有两种：一种是满足需求，另一种是未满足需求。⑤无论需求满足与否，都将影响到以后的媒介选择使用行为，人们根据满足结果来修正既有的媒介印象，不同程度上改变着对媒介的期待。

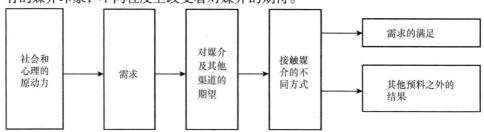

图2.2 使用与满足的基本框架图③

---

① 段鹏. 传播学基础[M]. 北京：中国传媒大学出版社，2005：231.

② [美] 赛佛林，坦卡德.传播理论——起源、方法和应用[M]. 郭振之等译.北京：华夏出版社，2000：324.

③ 胡正荣. 传播学概论[M]. 北京：北京广播学院出版社，1997：305.

这一框架和信息服务利用的逻辑不谋而合。信息服务的内在逻辑也是起始于用户的需求、用户选定信息的渠道。用户在使用信息服务之后原需求得到全部满足、部分满足、没有满足等各种结果，这种信息服务消费后的感受将影响人们对信息服务的评价和再次使用。

### 2.2.3 问题—解决理论

在使用与满足理论的基础之上，美国学者罗森格伦（Rosengren）结合马斯洛的需求层次理论，建立了问题—解决理论。他认为，个人的需求是使用与满足的起点。需求的发展不会在真空状态下产生，而是在个人的内在和外在因素的相互作用下出现。他根据需求层次理论，认为与低层次的需求相比，高层次的需求同使用与满足的模式关系更大，并形成了具体化的模式，即受众选择某一特定媒体渠道来满足其需求的行为有两个前提条件：对现有渠道不满（即"问题"）的认知以及对其他可供选择渠道（即"解决问题"能力）的认知。只有当问题与可能的解决方案均得到确定时，人们才会有动机诉诸某特定媒体，这便是问题—解决理论。

问题—解决理论为我们研究用户对信息源或信息渠道的使用行为提供了一个有效的理论分析的工具。在现有的信息源不能帮助自己解决问题时，用户在对其他备选信息渠道或者信息源有一定了解，认为有可能为自己提供有效信息时，他才会产生对新信息源的需求和使用行为，否则，即使原有信息源没有满足自己的需求，习惯使然，也会继续使用下去。

## 2.3 信息效用理论

### 2.3.1 涵化理论

涵化（又称培养、教养、教化）理论是1969年格伯纳在《走向文化"指数"：大众传播化的公众信息系统分析》中首先提出的假说。该理论认为，电视已成为美国社会的文化中心。电视成为大量观众的主宰信息源，接触相同的信息，以致在电视文化的潜移默化下形成了共同的观念、意识和角色。电视对社会产生了极其重要但不受注意的效果。该理论探讨的是电视提供给观众的关于社会现实观念上的累积影响，这种影响是通过电视提供的最常见的、广泛的固定形象来实现的。而且该理论认为电视的主要功能是社会控制以及维持社会现状。电视反映了主流的文化和社会价值观念；电视观众有关社会现实的观念更接近于电视所表述的符号现实，而非客观现实；收视时间越长，该倾向越明显。换句话说，大众媒介提示的符号现实对于人们认识和理解现实世界发挥着巨大影响，由于大众传媒的某些倾向性，人们心目中的主观现实与实际存在的客观现实之间正在出现很大的偏离。

格伯纳提出了几个重要概念：①重度观众：为每天看电视超过4小时的电视

观众。他们养成了过度依赖电视——媒介依从的收视习惯,并通过电视构造的环境来了解周围的社会,因而特别容易受到偏离真实的电视世界的影响。②电视暴力的吓退作用:格伯纳等认为,电视最主要的负面影响是对社会、特别是对社会中容易遭受暴力伤害的弱势群体的精神恐吓作用,它使人们感到生活在一个邪恶的世界里,认为周围的环境极不安全[①]。③冷酷世界症候群:长时间观看暴力电视节目的人,不仅会变得没有安全感,而且会对暴力及暴力受害人渐渐失去敏感和同情心。由于习惯了一般的暴力内容,这类人要看更激烈的暴力才觉得刺激。在长期的电视暴力浸淫下,他们变得自私、冷酷,缺乏同情心及爱心,难以与人愉快共处,电视节目中一些重复的负面信息会令人变得麻木。④主流化:传统媒介的涵化效果主要表现为形成当代社会观和现实观的主流,电视媒介在主流形成过程中发挥着强大的作用,它可以承载不同的社会属性,在全社会范围内广泛培养人们关于社会的共同印象。⑤共鸣:受众从电视中看到的状况与亲身感受的社会环境相吻合,这种媒介信息与直接信息的双重作用可以增强涵化效果。

涵化理论可在一定程度上为当前老化刻板印象(老化刻板印象既包括年轻人对老年人的刻板印象,也包括老年人对其他老年人和自己的刻板印象)[②]的形成提供解释。

### 2.3.2 沉默的螺旋理论

德国女社会学家伊丽莎白·诺尔·纽曼于1974年提出沉默的螺旋假说,对媒介的强势作用和沉默人群的形成进行了深入而细致的分析。该理论的主要内容有三点:第一,个人意见的表达是一个社会心理过程。人们在表达自己想法和观点的时候,如果看到自己赞同的观点,并且受到广泛欢迎,就会积极参与进来,因而这类观点就会越发大胆地发表和扩散;而人们如果发觉某一观点无人或很少有人理会时,即使自己赞同它,也会屈于环境压力倾向于保持沉默。第二,意见的表明和沉默的扩散是一个螺旋式的社会传播过程。少数意见一方的沉默造成另一方意见的增势,如此循环往复,便形成强势意见一方的声音越来越强大,另一方越来越沉默下去的螺旋发展过程。第三,大众传播通过营造意见环境来影响和制造舆论。纽曼在1973年发表的一篇论文中写道:大众传播一手承揽着向人们提供外部信息的活动,并且通过复数的渠道每日每时地、累积地报道几乎相同的内容,这种状态不可能不对人们的意见乃至舆论产生重大的影响。她认为,在以电视高度普及为特点的现代信息社会,不同的报纸、杂志、电视和其他媒介的报道内容具有高度的类似性(产生共鸣效果);同类信息的传达活动在时间上具有持续性和重复性(产生累积效果);媒介信息的抵达范围具有空前的广泛性,对一个事件或一个议题的一致反映能发展出一

---

① 郭镇之. 乔治·格伯纳及其"电视教养"理论和"文化指标"研究[J]. 国际新闻界, 2006, (1): 48-50.
② 贺庆利, 余林, 马建苓. 老化刻板印象研究现状及展望[J]. 心理科学进展, 2013, (3): 495-505.

致性，使大部分人看待议题的方式与媒介表现议题的方式一样（产生普遍效果）[①]。

媒介话语有其自身的特殊性和权威性，如电视能使图像、形式、风格和思想动起来，从而呈现意识形态的立场。它来源于社会经验又推进着社会经验，使用为人熟悉的大众化符号和形式，利用文学修辞和劝服手段，形成某种立场和实践的协调。涵化理论和沉默的螺旋理论对电视和报纸等大众媒介生产和传输意识形态的过程进行了研究，得出结论，通过重复多次的信息传播，一般大众受到了所传播内容和思想的影响。目前我国大众媒体重小轻老信息取向强化了老年人衰弱、无能的媒体刻板印象[②]，限制了老年人说出自己真实需求的意愿。

### 2.3.3 信息贫困理论

信息贫困理论来源于查特曼教授对社区退休老年妇女的研究。在观察过程中发现老年妇女直接接触到的是一个缺乏有意义建议或帮助的世界，这一现象引发了查特曼教授信息贫困理论的创立。

查特曼的研究发现，在退休老年妇女居住的社区、在这个相互支持和帮助的小社会，生存于其中的退休老年妇女被自我保护行为驱动着，努力去解决生活中的突发状况。基于对这些现象的解释，查特曼提出了信息贫困理论。

信息贫困理论的内容：①被定义为信息贫困的人们认为自己没有任何资源可帮助自己。②信息贫困与阶层区分部分地联系在一起。也就是说，信息贫困的条件受那些对信息获取拥有特权的外部人士的影响。③应对社会规范的自我保护行为决定了信息贫困。④隐瞒和欺骗都是自我保护的机制，出于对他人提供有用信息的能力或意愿的不信任感。⑤由于存在负面影响大于益处的意识，往往不会采纳暴露自己真正问题的风险性决策。⑥新知识将会被选择性地引入贫困人口的信息世界，影响这个过程的条件之一是这些信息与日常问题和关注事件解决的相关性[③]。

查特曼认为，来自于外界的、所需信息的最大屏蔽是穷人的生活体验。很多东西在变得清晰前很难捉摸。在《局外人的贫困生活世界》的研究中，查特曼观察到囚犯们"被局外人定义为……不是生存世界的组成部分"，囚犯们不需要额外信息去充分参与他们的现实，因为这种意识的存在，囚犯们没有寻求信息的动力。类似这样的意识作为信息行为的妨碍物将成为小世界的文化规范。小世界中的人们学习这些标准，而这些文化标准将产生她认为的信息贫困[④]；遵守这些标准的群体将引发对信息的规避行为，而这些信息对群体中的人们是有益的。

信息贫困理论从信息角度入手，能够很好地解释在信息化社会中为何老年人的生活状况也两极分化愈加严重。

---

① 段鹏. 传播效果研究：起源、发展与应用[M]. 北京：中国传媒大学出版社，2008：143-153.
② 桂渝芳. 重构老年人和老龄化社会图像[J]. 青年记者，2012，30：17-18.
③ 李菲，夏南强. 艾尔弗瑞达·查特曼的情报学研究[J]. 情报资料工作，2014，（6）：35-38.
④ 薄存旭.论精准助学贫困大学生：贫困生成机理及助学行动导向[J].高等教育研究，2018，39（6）：26-35.

## 2.4 本章小结

本章对老年人信息需求和信息服务研究的理论基础进行了阐述，包括老年理论、需求理论和信息效用理论等基础理论。

首先，老年理论为我们研究老年人提供理论视野。社会建构理论的学者认为年老和年老后的调适是独特的个人过程，每个人会根据自己的社会认识来界定。因此老年人的世界因彼此建构的不同可能存在很大的差异。

社会支持在帮助老年人抵御各种类型的失去所带来的影响方面扮演着重要角色。社会支持包含三个层次的信息：①使个体相信他/她被关心和爱的信息；②使个体相信他/她有尊严和价值的信息；③使个体相信他/她属于团体成员的信息。

社会联系的减少乃至社会隔离对老年人身心健康有重要的负面影响。

圆周生活理论为我们提供了审视老年人生活的一种策略，即通过信息在日常生活中的产生、传递、发挥作用等的考查，可以了解老年人的某些生活世界。

其次，需求理论是我们研究信息需求的理论基础。

马斯洛需求层次理论揭示了不同文化背景下，人们表面欲望和行动之下的共同本质。使用和满足理论提示人们对信息的使用行为是为了满足自己某种需求。问题—解决理论表明，用户选择某一特定媒体渠道来满足其需求的行为有两个前提条件：对现有渠道不满（即"问题"）的认知以及对其他可供选择渠道（即"解决问题"能力）的认知。

最后，信息效用理论。

大众媒介提供的符号现实对于人们认识和理解现实世界发挥着巨大影响，由于大众传媒重小轻老的倾向性，在一定程度上造成了当前人们对老年人的老化刻板印象。不仅大众媒介信息，包括社会和家庭中其他人员传递出的轻老信息，限制了老年人说出自己真实需求的意愿。

信息表达和传递的严苛要求成了社区退休老年妇女的文化标准，遵守这些标准的人们对信息有规避行为，这是信息贫困产生的原因。

# 3 城市老年人信息需求的社会调查及其影响因素研究

根据现代人生理、心理结构上的变化，世界卫生组织（WHO）将人的年龄界限作了以下划分：44岁及以下为青年人，45～59岁为中年人，60～74岁为年轻的老年人（the young old），75～89岁为老老年人（the old old），90岁及以上为非常老的老年人（the very old）或长寿老年人（the longevous）[①]。老年人与青年人、中年人的社会联系情况、身心状况等都存在不同，只有了解老年人的信息需求，才能结合老年人的需求特征提供信息服务。因此，了解老年人的信息需求是老年人信息服务研究的第一步，本研究结合个人深度访谈和问卷调研，方法之间三角互证[②]，以求更全面准确地了解老年人的信息需求状况。

## 3.1 深度访谈

观察和深入访谈是旨在阐明信息需求和行为的用户研究的最有价值的方法[③][④][⑤]。本研究进行个人访谈的目的：了解老年人对自我基本需求的认识和满足情况；探索老年人对信息在日常生活中作用的理解。

### 3.1.1 研究对象

（1）对象的选择

为了使得访谈的样本老年人具有更好的代表性，作者选择了3个不同经济发展水平的社区作为调查点。调查地选择在武汉市W社区（国企单位社区）、H社区（高校社区）、B社区（城乡接合部社区）以及各类老年人休闲娱乐的聚集点。

访谈对象采用方便抽样的方式获得，并尽量覆盖不同性别和年龄段。设定访

---

[①] 宁洁，陈振东. 老年肿瘤患者健康状况综合评估的方法学进展[J]. 中国肿瘤，2007，（11）：868-871.
[②] 马丁·登斯库姆. 怎样做好一项研究——小规模社会研究指南（第三版）[M]. 陶保平等译. 上海：上海教育出版社，2011：116-117.
[③] Bainbridge D, Cunningham SJ, Downie JS. How people describe their music information needs: a grounded theory analysis of music queries. In H. Holger, Hoos and David Bainbridge proceedings of the fourth international conference on music information retrieval: ISMIR, 2003.
[④] Gorman GE, Clayton P. Qualitative research for the information professional[M]. 2nd ed London: Facet Publishing, 2005.
[⑤] Nicholas D. Assessing information needs: tools, techniques and concepts for the internet age[M]. London: ASLIB, 2000.

谈对象的入选条件：①年龄≥60岁；②沟通无障碍；③在城市长期居住（≥10个月/年）；④知情同意。依据上述标准，于2014年2~7月共访谈25名老年人。研究样本量的决定以受访者的资料重复出现，且资料分析时不再有新的主题呈现，即资料饱和为标准。

（2）访谈对象的基本情况

作者共选取25名老年人为研究对象，年龄在60~90岁，男13名，女12名；访谈对象基本人口统计学资料见表3.1。

表3.1 访谈对象基本人口统计学资料汇总

| 编号 | 性别 | 年龄 | 受教育程度 | 曾经的职业 | 目前经济来源 | 居住情况 | 目前子女状况 |
|---|---|---|---|---|---|---|---|
| 1 | 男 | 90 | 私塾 | 医院职工 | 退休金 | 与配偶、二儿子同住 | 三个儿子，两个女儿，大儿子在河南，其他都在湖北地区 |
| 2 | 男 | 85 | 中专 | 会计 | 子女 | 与配偶同住 | 两个儿子，三个女儿，皆在武汉 |
| 3 | 女 | 84 | 文盲 | 务农 | 子女 | 与配偶同住 | 两个儿子，三个女儿，皆在武汉 |
| 4 | 男 | 82 | 本科 | 高级工程师 | 退休金 | 丧偶，与女儿一家同住 | 两个女儿，一个在武汉，一个在北京 |
| 5 | 男 | 81 | 大专 | 工会主席 | 退休金 | 再婚，与子女同住 | 一个儿子，一个女儿，皆在武汉 |
| 6 | 男 | 78 | 本科 | 教师 | 退休金 | 与配偶同住 | 一个儿子，一个女儿，女儿在武汉。老伴74，有精神疾病 |
| 7 | 男 | 78 | 本科 | 企业领导 | 退休金 | 与配偶同住 | 一个儿子，一个女儿。儿子做房地产生意 |
| 8 | 女 | 77 | 初中 | 市交通管理局 | 退休金 | 一人独住 | 两个儿子，一个女儿，皆在武汉。女儿现在杭州带外孙 |
| 9 | 女 | 75 | 初中 | 街道办 | 退休金 | 丧偶，与儿子一家同住 | 一个儿子，一个女儿，皆在武汉。女儿、女婿是大学老师 |
| 10 | 男 | 72 | 初中 | 采购员 | 退休金 | 与配偶、儿子一家同住 | 一个儿子，两个女儿，皆在武汉 |
| 11 | 男 | 71 | 大专 | 部队政工 | 退休金 | 与配偶同住 | 一个儿子，在厦门 |
| 12 | 男 | 71 | 初中 | 村支书 | 做生意 | 与配偶、孙子同住 | 一儿一女，儿子、女儿都在湖南，夫妻在H社区经营一个买卖旧书的小摊位 |
| 13 | 女 | 70 | 文盲 | 务农 | 做生意 | 与配偶、孙子同住 | 一儿一女，儿子、女儿都在湖南，夫妻在H社区经营一个买卖旧书的小摊位 |
| 14 | 女 | 70 | 小学 | 务农 | 子女 | 丧偶、与儿子一家、女儿同住 | 三个女儿，一个儿子，都在湖北地区 |
| 15 | 女 | 69 | 中专 | 教师 | 退休金 | 与配偶同住 | 一个儿子，一个女儿 |
| 16 | 女 | 67 | 中专 | 国企职工 | 退休金 | 与配偶、女儿同住 | 一个儿子，一个女儿，儿子在广州，女儿在武汉 |
| 17 | 女 | 67 | 中专 | 军人 | 退休金 | 与配偶同住 | 一个儿子，在厦门 |
| 18 | 男 | 66 | 高中 | 事业单位科长 | 退休金 | 与配偶、儿子同住 | 两个儿子，一个在武汉，一个在北京，一般在北京帮忙带孙子 |
| 19 | 男 | 65 | 初中 | 银行干部 | 退休金 | 与配偶同住 | 两个女儿，一个儿子，皆在武汉 |

续表

| 编号 | 性别 | 年龄 | 受教育程度 | 曾经的职业 | 目前经济来源 | 居住情况 | 目前子女状况 |
|---|---|---|---|---|---|---|---|
| 20 | 女 | 64 | 初中 | 信用社职员 | 退休金 | 与配偶同住 | 两个女儿，一个儿子，皆在武汉 |
| 21 | 女 | 64 | 初中 | 务农 | 配偶 | 与配偶、儿子同住 | 两个儿子，一个在武汉，一个在北京，一般在北京帮忙带孙子 |
| 22 | 女 | 63 | 小学 | 务农 | 子女 | 丧偶、与儿子一家同住 | 一个儿子，一个女儿，皆在武汉 |
| 23 | 男 | 60 | 初中 | 企业领导 | 积蓄 | 与配偶、儿子一家同住 | 一个儿子，一个女儿，儿子在武汉，女儿在北京 |
| 24 | 男 | 60 | 高中 | 私企职工 | 积蓄 | 与配偶、儿子一家同住 | 一个儿子，两个女儿，一个女儿在深圳工作 |
| 25 | 女 | 60 | 高中 | 务农 | 积蓄 | 与配偶、儿子一家同住 | 一个儿子，两个女儿，一个女儿在深圳工作 |

由表 3.1 可知，婚姻状况：再婚 1 名，丧偶 4 名；受教育程度：文盲 2 名，私塾和小学 3 名，初中 8 名，高中和中专 7 名，大专 2 名，本科 3 名；目前经济来源：依靠退休金 15 名，依靠配偶 1 名，依靠积蓄 3 名，依靠子女供给 4 名；家庭结构：空巢家庭 9 名，主干家庭（父母和一对已婚子女组成的家庭）14 名，联合家庭（父母和多对已婚子女组成的家庭）1 名，家庭不完整 1 名。

### 3.1.2 研究方法

（1）资料收集方法

本研究采用个人访谈的方式收集资料。访谈方法采用半结构式深入访谈、观察的现象学研究方法。事先获取参与者的同意，并承诺为老年人绝对保密。采用英文编号代替他们的真实姓名，以消除其顾虑和担忧。每个访谈都由被访者、一位访谈者以及一位访谈助手参加。在访谈中，我们向所有研究对象都说明了访谈目的和资料使用情况。在进行访谈录音之前，事先征得了访谈对象的同意。以马斯洛的需求层次论和查特曼的圆周生活理论为指导拟定访谈问题提纲，表 3.2 为本研究的访谈提纲，包括基本信息、日常生活状况和对信息的使用与效果三部分。

表 3.2 访谈提纲

| 访谈主题 | 主要内容 |
|---|---|
| 基本信息 | 个人信息、家庭信息、居住安排、健康状况、子女状况、受教育程度 |
| 日常生活状况 | 日常生活安排、生活事件、最关心的事情 |
| 对信息的使用与效果 | 生活中与各种活动相关的信息从何而来？信息利用效果如何？您遇到问题一般如何解决？为什么？ |

每次访谈 45~60 分钟，访谈过程中，边听边注意观察受访对象的言谈举止、表情变化等非语言行为和现象，并适当调整引导访谈内容，认真倾听和记录访谈

中的所有资料。

（2）资料分析方法

访谈结束后，笔者在 12 小时内写下备忘录，48 小时内将访谈录音逐字逐句地进行转录，并写作反思日记，以便于调整下一步的访谈策略，从而提高资料的真实性和准确性。研究结果由笔者和一名研究助手进行讨论分析，直到完全达到统一。资料分析时尝试融入受访者的感受，避免先入为主的偏见，分析过程不受既有经验的影响。资料分析后，每名受访者的资料均交由受访者本人审查确认，保证资料分析结果与真实情况的一致性。在访谈资料的分析过程中采用了 Colaizzi 的关于现象学资料 7 步分析法[①]，包括：①仔细阅读所有的访谈记录；②析取有重要意义的陈述；③对反复出现的有意义的观点进行编码；④将编码后的观点汇集；⑤写出详细、无遗漏的描述；⑥辨别出相似的观点，升华出主题概念；⑦返回受访者求证。

### 3.1.3 访谈结果

（1）基本生理信息需求与满足途径

城市老年人基本生理需求的内容包括衣、食、住、行、日常生活用品等，其信息主要是这些基本生活物品的品名、产地、性能、价格、购买所在地和购买方式等。城市老年人基本生理信息需求的满足途径主要有四种。第一种途径是来自老年人自身，这是最常用的信息来源。老年人随生活经验的积累，自己本身就是一个衣、食、住、行等相关信息存储丰富的经验信息库。第二种途径，来自邻居、家人的信息刺激或直接推荐。此种途径效能的发挥与老年人的社会人际网络状况有重要关系。联合家庭类型下的城市老年人比空巢老年人更高频率地使用这一信息源。第三种途径，来自厂家或商店的宣传。商家主动或被动的产品信息宣传是老年人获取相关产品或购物信息重要途径。第四种途径，来自政府的公共服务信息。如武汉市地铁和公交车对老年人实行免费优惠政策，2015 年起，每两年为城市老年人提供一次免费体检等。

城市老年人基本生理信息需求的信息来源虽然不多，但对老年人的信息需求满足状况较好。在访谈中，老年人谈到自己的日常生活安排时，大多情绪平稳，侃侃而谈，说明基本生理信息需求得到了一定的满足。有 1/4 的老年人提到了睡眠障碍，说明针对老年人因为机体衰老而产生的一些慢性病的信息服务应该有所改善。

（2）安全信息需求与满足途径

城市老年人的安全需求的内容包括人身安全、财产安全和心理安全等。这些需求的相关信息来自于多方途径。第一，大众媒介新闻。老年人通过广播、电视、

---

① Minichiello V, Aroni R, Timewell E, et al. In depth interviewing[M]. Melbourne: Longman, 1995: 138-152.

报纸等了解国内外形势和社会安全状况。第二，国家和地方政策信息。尤其是和自己或者家人利益相关的政策。如退休工资和养老金的调整、拆迁办法、教育政策的变化等。第三，与社会的接触。有的老年人在找工作的过程中遭遇年龄歧视，感觉社会在抛弃老年人。第四，同龄人。老年人年轻时候的伙伴或认识多年的人去世的消息对老年人的情绪有明显的负面影响。第五，家人。年龄越大，老年人越希望身边有子女的陪伴。配偶是老年人安全感最重要的来源。

很多老年人没有看新闻的习惯，与外界人士交流也不多，子女与配偶对老年人安全信息需求的满足有着极其重要的意义。独居老年人的安全信息需求缺乏满足，孤独、寂寞、担心病发无人知；丧偶老年人对养老比较关心，有丧偶老年人表达出强烈地想去养老院的愿望，但又不知如何选择合适的养老院。

（3）社交信息需求与满足途径

人类的社交需求包括与人交往的欲望、归属感、爱的给予等。城市老年人社交需求的信息来自于与不同群体的接触与交流。首先是子女，对老年人而言，子女是社会发展的代言人，他们对社会变化的第一感知往往来自于子女，老年人对子女付出自己的爱，从子女对自身的关怀信息中体会爱。其次是老朋友或同学。在年老之后，能够与认识多年的人居住在一起，在为老年人提供安全感的同时，还可以满足老年人与人交往的欲望。再次是因各种缘由认识的新朋友。城市化进程中，人口流动性的加强，使得很多老年人早期的人际交往网络被破坏，老年人通过在社区内公园、体育锻炼场地等公共场所结识新朋友，满足自己团体归属感的需求。最后是个人爱好的投入。有的老年人通过在打牌时和牌友的交流获得社交需求的满足，有的老年人在练字、养花时，通过与能使自己得到身心愉悦事物的精神交流获取社交信息需求的满足。

老年人期盼最多的是子女的陪伴，侧面反映了父母与子女交往的不足，或者说子女对老年人交往需求的忽视。有老年人建议国家增加假期，让子女有时间回家陪陪父母。

（4）尊重信息需求与满足途径

现实社会中大多数正常人，都希望得到他人对自己稳定的、较高的评价，渴望维护自尊心，并得到他人的尊重。自尊心是对自己有价值、有权利、有能力的认定；不能满足自尊心者，会自惭形秽，感到无力无助，会导致垂头丧气或通过其他途径来补偿。自尊的缺失，无助感将有可能引发神经官能症[1]。来自他人的尊重体现为名望或声誉，是被认可、受关注、地位重要性以及贡献度。

自尊是一个累积性的心理过程，是老年人在生活中不断调整自己的过程。老年人身体机能退化所传递出的信息对老年人的自尊有所损伤，心态积极的老年人

---

[1] Kardiner A. The traumatic neurosis of war. New York：Hoeber，1941.

能够进行及时的自我调节,通过其他方面信息的摄入补偿自己的丧失。如子女事业有成、孝顺听话等。访谈发现:衣着是老年人自尊程度的外显表现之一,有着较强自尊心的老年人衣着整洁、干净卫生。同时,沉默(持保留意见)是很多老年人维护自己自尊的方式。在与家人发生冲突时,老年人在不认可对方,又无力说服对方时,常以沉默表达自己的不妥协。

他尊建立在自尊的基础之上。老年人从不同的地方获知他人对自己的看法和价值的认定。第一,来自社会公众场合的信息,公交车乘客的态度、商场里售货员的表情等,都是老年人判断是否受到社会尊重的信息表现。第二,来自家庭的信息,家中子女对老年人的语言、态度和行为,是老年人获取他尊认知的最重要的信息源。第三,来自大众媒介信息。新闻中关于老年人的报道、电视中老年人的形象等都是老年人获取他人对自身看法的信息途径。

访谈老年人谈到的比较多的是社会对老年人的不尊重,老年人在感叹社会发展进步的同时,不满自己被忽视的现状却也无可奈何。

(5)自我实现信息需求与满足途径

访谈老年人明确表达出自我实现需求的言辞不多,老年人的自我实现的想法大多靠自己实现,缺乏社会资源的支持。

I:"我把老家房子动了三次,全部是我掏的钱,一来为子女以后烧纸有个地方,二来老家的房子算是古建筑,为后世留个名。"C:"我之所以退休后还愿意创业,一为体现人身价值,服务社会;二为老有所养;三为自己身心健康。"Z:"老年人得有个事儿干。有个技术的还好说,玩嘴皮子的谁要?"

访谈结果符合马斯洛需求层次理论的观点,人的需求层次越高在社会中得到满足的比例越低。满足比例低的原因与外部资源支持不足有一定关系。

### 3.1.4 访谈总结

城市老年人生理信息需求的满足途径多样,有来自个人生活经验的积累,有来自外部生活小圈子中人员的直接或间接的信息刺激,还有来自社会组织机构的各类信息(尤以来自政府的公共信息的可靠性最高),整体满足程度较好;安全信息需求的满足依赖于多个途径:大众媒介信息、国家的政策变动、经济保障、居住地周围的老年人、子女、配偶等,总体而言有退休工资保障的城市老年人的安全信息主要通过外界获取,儿女和家人对安全信息需求的满足有重要意义。没有退休工资保障的城市老年人的经济压力是生活不安全感的第一来源。社交信息需求的满足状况个体差异较大,与老年人自身的性格、爱好有很大关系,性格外向的老年人和有兴趣爱好的老年人,其社交信息需求满足状况较好。老年人的自我调适能力是影响社交信息需求满足的重要因素。城市老年人尊重信息需求的满足程度一般,无论在家庭中还是社会生活中，城市老年人经常遇到价值不被肯定、被忽视的情况，老年人沉默和反击的行为通常是出于维护自尊心；城市老年人自我实现需求的满足大多是其对自身修养的要求，与社会相关的内容不多，主要原因在于社会支持的缺乏，其需求的实现需要大量的外部资源支持与投入。

## 3.2 问卷调查

为充分了解城市老年人的信息需求情况及其影响因素，我们在小样本访谈调查的基础上，设计了城市老年人信息需求问卷，并进行了问卷调查。

### 3.2.1 问卷设计和发放

采用统一指导语，在获得老年人知情同意后，由调查员采用自行设计（基于专家小组意见并经过先行测试）的调查问卷进行调查。问卷内容包括老年人的人口统计特征、个人生活状况（经济状况、健康状况、生活整体幸福感）、信息需求内容、信息需求类型、信息获取渠道、渠道使用频率、服务方式偏好、获取信息目的、社会支持情况等。选取了武汉市老年人占比相对较高的两个社区进行调研，问卷由某大学的200名本科生在暑假假期进入调研小区发放和回收。考虑到老年人的听力、视力问题，调查过程采用谈话方式，由调查学生根据老年人的回答填写问卷。共发放问卷1400份，回收1354份，回收率96.7%。

问卷数据采用统计分析软件SPSS17.0进行统计分析，经方差齐性检验后，满足条件的计量资料两组间比较采用 $t$ 检验，计数资料多组间的差异比较采用（平均数±标准差）分析，检验水准为5%。

### 3.2.2 调查结果与分析

（1）被调查者的基本情况

本次调查对象定位为目标小区内60周岁以上的老年人。问卷中一般资料的调查包括被调查者的性别、年龄、文化程度、婚姻状况、工作状况、受教育程度、工作属性等。调查结果如表3.3和图3.1所示。

表3.3 被调查者基本情况一览表

| 样本基本情况 | 问卷选项 | 百分比（%） |
| --- | --- | --- |
| 性别 | 男 | 43.3 |
|  | 女 | 56.7 |
| 年龄（岁） | 60～74 | 75.3 |
|  | 75～89 | 23.8 |
|  | 90及以上 | 0.9 |

续表

| 样本基本情况 | 问卷选项 | 百分比（%） |
| --- | --- | --- |
| 婚姻状况 | 已婚有配偶 | 79.5 |
|  | 丧偶 | 17.0 |
|  | 离婚 | 2.5 |
|  | 从未结婚 | 1.0 |
| 居住状况 | 与父母合住 | 3.4 |
|  | 与配偶及已婚子女同住 | 34.7 |
|  | 与配偶及未婚子女同住 | 6.4 |
|  | 仅与配偶同住 | 34.7 |
|  | 丧偶但与子女同住 | 11.4 |
|  | 一人独居 | 8.7 |
|  | 其他 | 0.7 |
| 工作状况 | 全职在岗 | 8.2 |
|  | 在外兼职 | 5.0 |
|  | 退休在家 | 62.2 |
|  | 离休在家 | 2.3 |
|  | 从未工作 | 22.3 |

从表 3.3 可以看出，性别上，女性被调查比例高于男性；年龄分布，60～74 岁的年轻老年人数量最多，占到了被调查老年人的多数；婚姻状况，79.5%的被调查老年人有配偶，17.0%的老年人丧偶；居住状况，52.5%的老年人与子女同住，空巢老人占比 34.7%，独居老年人占比 8.7%；工作状况，62.2%的老年人退休在家，全职和兼职者共计 13.2%。被调查者的学历分布如图 3.1 所示。

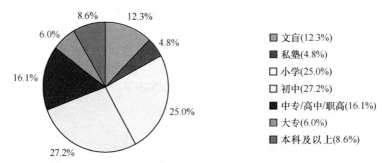

图 3.1 被调查者受教育程度分布图

由图 3.1 可知，初中文化程度的老年人最多，占比 27.2%，小学文化程度老年人占 25.0%，中专/高中/职高程度老年人占比 16.1%，本科以及以上高学历老年人占比 8.6%。对被调查者工作类别的统计分析如图 3.2 所示。

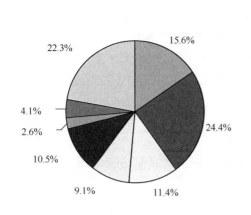

图 3.2 被调查者工作类别分布图

由图 3.2 可知,城市老年人退休前工作类别按百分比从高到低前三名分别为专业技术人员;无业人员;国家机关、党群组织、企事业单位负责人。

(2) 信息需求内容

参考其他相关研究[1][2],结合访谈结果,将老年人的日常生活信息需求内容分为 28 类,将被选择的前 20 类内容进行列表,如表 3.4 所示。

表 3.4 被调查者的信息需求内容

| 需求内容 | 受访者中选择该项内容者占总人数的比例(%) | 需求内容 | 受访者中选择该项内容者占总人数的比例(%) |
| --- | --- | --- | --- |
| 新闻 | 75.8 | 饮食烹饪 | 31.2 |
| 亲友 | 75.5 | 体育锻炼 | 28.1 |
| 子女 | 75.2 | 社会尊重 | 25.6 |
| 购物 | 58.9 | 天气预报 | 21.3 |
| 个人爱好 | 54.4 | 交通 | 16.5 |
| 娱乐休闲 | 49.4 | 社团活动 | 16.2 |
| 医疗保健 | 44.4 | 教育 | 14.3 |
| 养育孙辈 | 44.4 | 科技 | 13.4 |
| 国家政策 | 35.8 | 社区环境 | 13.2 |
| 社会福利 | 32.5 | 老年人就业 | 13.1 |

由表 3.4 可知,城市老年人目前信息需求的第一梯队是"新闻""亲友""子女"等社交类信息需求。亲友和子女对城市老年人信息需求满足有着极其重要的

---

[1] 乔欢,牛莉.基于社区视野的信息行为研究 [J].情报资料工作,2010,(2):81-85.
[2] 范良瑛,李黎,马佳,等.不同地区老年人的日常生活信息需求[J].中华医学图书情报杂志,2014,23(3):49-51.

意义。第二梯队,"购物""个人爱好""娱乐休闲""医疗保健""饮食烹饪""国家政策""社会福利""体育锻炼""社区环境"等针对的是个人的生理和安全需求。第三梯队,"社会尊重"等信息是为了满足老年人尊重需求。第四梯队,"教育""科技""老年人就业"等信息的关注表明了老年人愿意跟进时代、发挥自身力量的愿望。

（3）信息获取渠道

对被调查老年人信息获取渠道,即信息需求满足渠道进行调查,调查结果如图3.3所示。

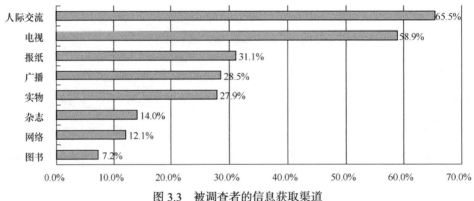

图3.3　被调查者的信息获取渠道

从图3.3可知,被调查老年人使用最多的是传统的人际交流渠道;其次是大众媒体渠道,包括电视、报纸、广播、杂志等;实物作为信息与实体合一的存在,也是城市老年人获取信息的来源;作为信息传播变革标志的网络渠道,被调查老年人的使用率比较低,传统的文献信息源——图书的使用率最低。

（4）信息需求的任务目标

对被调查老年人的信息需求类型进行调查,数据如图3.4所示。

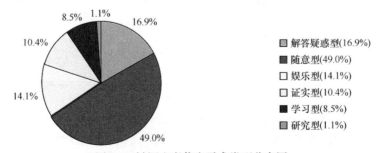

图3.4　被调查者信息需求类型分布图

图 3.4 显示，49.0%的被调查老年人的信息需求为随意型，没有明确的信息需求目标，信息获取行为因时、因事随机产生。16.9%的被调查老年人是解答疑惑型，这部分老年人对生活中的问题有比较清晰的认识，有针对性地寻求答案。14.1%的被调查老年人选择了娱乐型，这部分老年人对娱乐信息有着较为明显的偏好。10.4%的被调查老年人属于证实型，这部分老年人希望能获取信息检验自己的认知或猜想；8.5%的被调查老年人为学习型，这一群体有较强的求知欲；1.1%的被调查老年人选择了研究型，这一小部分老年人对信息的质量和数量较其他群体老年人有着更高的要求。

### （5）信息需求的动机

老年人信息需求的动机包括内在动机和外在动机。内在动机主要是当老年人发现自身知识结构在面对决策、问题解决、知识补充等时候存在信息缺失和知识盲点，进而引发信息需求；外在动机主要包括当生存生活、社会环境（历史、文化、政策、法规、经济等）发生改变时，需要不断调整自己、适应外界变更所产生的信息需求[①]。对被调查老年人的信息需求动机调查结果见表 3.5。

表 3.5 被调查者的信息需求动机

| 信息需求动机分类 | 题项 | 百分比（%） | 受访者中选择该项内容者占总人数的比例（%） | 排序 |
| --- | --- | --- | --- | --- |
| 外在动机 | 了解生活周围环境 | 29.6 | 60.5 | 1 |
|  | 了解国家和社会时态 | 15.4 | 31.5 | 3 |
|  | 适应社会环境的变化 | 4.2 | 8.5 | 7 |
| 内在动机 | 调整身体和心理状况 | 26.3 | 53.6 | 2 |
|  | 作出理性消费选择 | 11.2 | 22.8 | 4 |
|  | 补充知识 | 6.8 | 13.9 | 5 |
|  | 解决问题 | 6.5 | 13.3 | 6 |
|  | 总计 | 100 | 204.1 |  |

由表 3.5 中内容可知，被调查者的信息需求是由内部动机和外部动机交织激发的。城市老年人的信息需求受"了解生活周围环境"的外部动机激发最多，第二是"调整身体和心理状况"的内在动机，第三是"了解国家和社会时态"的外部动机，第四是"作出理性消费选择"的内在动机。

### 3.2.3 问卷调研总结

被调查城市老年人目前最需要的是有助于自己开展社会交往活动的信息，了解生活周围环境和国家时态，一方面是为了和他人交流的时候能够找到共同话题，

---

[①] 颜瑞武，王曰芬. 信息获取与用户服务[M]. 北京：科学出版社，2010：40.

更多的是为了能够理解发生在亲友和子女身上的自己没有过亲身体验的事情，构筑与亲友、子女无障碍沟通的桥梁。

一般而言，有完全自理能力的城市老年人会安排好自己的日常生活，个人爱好和娱乐休闲在城市老年人生活中有着重要作用，28.1%的老年人有强身健体的意识；31.2%的老年人注重饮食养生；城市老年人有较强的获取社会尊重的意愿，愿意跟进时代、发挥自身力量。

人际交流是城市老年人获取信息最常用的渠道，信息咨询和交流应是老年人最偏爱的服务方式；人际交流之外，老年人比较多的信息需求通过大众媒体信息提供来满足；新时代的网络和传统的图书，老年人使用率都不高。

49.0%的被调查老年人的信息需求为随意型，这一方面可能是城市老年人生活悠闲，问题解决没有太大时间压力；另一方面反映了信息素养水平不高的现状。

## 3.3 影响因素研究

要对信息需求的影响因素进行统计分析研究，首先要能够把信息需求进行量化。而信息需求是一个难以直接进行量化研究的术语，情报学著名学者威尔逊认为可以使用"信息搜寻行为"这一术语来识别与信息相关的活动，从而达到识别、观察、研究信息需求的目的[1]。本研究借鉴威尔逊的观点，以信息获取行为的得分代表信息需求的分值，结合国内学者的相关研究结果[2][3]，对城市老年人信息需求的影响因素分为内在因素和外在因素两大类进行具体分析。以城市老年人的内在因素和外在因素为自变量，探究其对老年人阅读、看电视、听广播、上网和人际交往的影响。各类信息获取行为按照 Likert 五分量表，分为"从不""很少（1～2次/月）""有时（1～2次/周）""经常（3～5次/周）""非常频繁（6次及以上/周）"五档，分别赋值 1、2、3、4、5 分。采用 SPSS 统计分析软件 SPSS17.0 进行统计分析，经方差齐性检验后，满足条件的计量资料两组间比较采用 $t$ 检验，计数资料多组间的差异比较采用平均数±标准差分析和方差分析。其中方差分析检验水准为 5%，$P<0.05$，说明各组数值之间存在差异，$P<0.01$，说明各组数值之间存在显著差异。

### 3.3.1 内 在 因 素

城市老年人的个体内在因素包括性别、年龄、受教育程度、健康状况、主观

---

[1] Wilson TD. Information needs and uses: fifty years of progress？ [J].Journal of Documentation Review，1994，（1）：15-51.

[2] 颜瑞武，王曰芬.信息获取与用户服务[M]. 北京：科学出版社，2010：41.

[3] 李小平，张忆雄，马佳，等. 不同养老模式下老年人日常生活信息查询行为与生活质量的相关性研究[J]. 图书情报工作，2013，（7）：127-131.

幸福感程度、工作属性等。对城市老年人的个体背景因素与阅读、听广播、看电视、上网、人际交往等信息行为得分进行平均数和方差分析得出以下结论。

(1) 性别对城市老年人的阅读、看电视、听广播和上网的行为有影响

不同性别城市老年人阅读、看电视、听广播和上网行为的平均得分如图 3.5 所示。

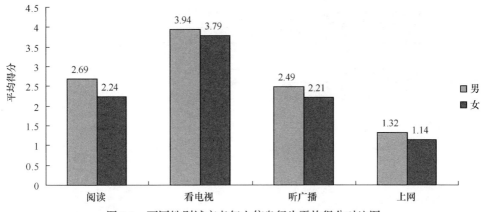

图 3.5 不同性别城市老年人信息行为平均得分对比图

由图 3.5 可知,男性城市老年人各种信息搜寻行为的得分都高于女性城市老年人。其中看书刊报纸($P$=0.033,$F$=29.543)和看电视($P$=0.034,$F$=4.519)的行为存在差异,听广播($P$=0.000,$F$=12.655)和上网($P$=0.002,$F$=9.514)存在显著差异。

(2) 年龄对城市老年人的看书刊报纸行为有影响

不同年龄城市老年人看书刊报纸的行为得分如图 3.6 所示。不同年龄段的看电视行为存在差异($P$=0.033,$F$=2.312),上网行为存在显著差异($P$=0.001,$F$=3.682)。从图 3.6 可知,75～89 岁的城市老年人的看电视行为得分较高,90 岁及以上的城市老年人得分最低,这可能与老年人随着年龄的增长,视力等生理功能的退化有关;60～74 岁的年轻城市老年人上网行为得分最高,90 岁及以上的长寿城市老年人上网行为得分最低。

(3) 受教育程度对城市老年人的阅读、看电视和上网行为有影响

不同受教育程度城市老年人的阅读、看电视和上网行为得分如图 3.7 所示。

不同受教育程度城市老年人的阅读($P$=0.000,$F$=16.056)和上网($P$=0.000,$F$=7.056)行为存在显著差异,随着受教育程度的提高,阅读和上网行为得分

增加。看电视的行为（$P=0.011$，$F=2.624$）存在差异。但本科及以上受教育程度城市老年人的阅读和上网行为低于中专和大专程度的城市老年人，这一现象值得继续研究。

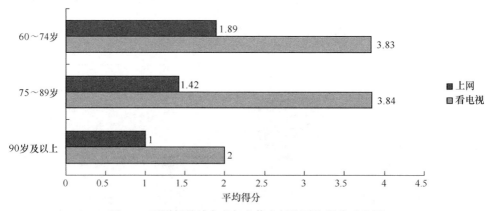

图 3.6　不同年龄城市老年人信息行为平均得分对比图

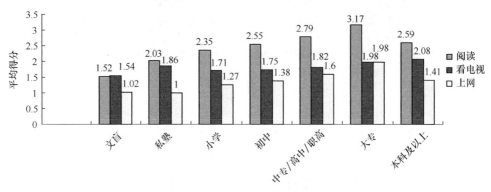

图 3.7　不同受教育程度城市老年人信息行为平均得分对比图

### （4）工作属性对城市老年人阅读、听广播和上网行为有影响

不同工作属性城市老年人阅读、听广播和上网行为得分如图 3.8 所示。生产运输设备操作及有关人员的阅读行为得分最高，这一群体人员上班时的工作机械单调重复，且上班休息时间不太固定，因此对符合时间弹性要求的阅读比较青睐。企事业单位负责人和专业技术人员因为自身工作需要或受教育程度较高而形成了较好的阅读习惯。生产运输设备操作及有关人员的听广播得分最高，曾经的工作环境为他们提供了接受声音信息的便利设备（如车载广播），且在工作的同时听广播有助于降低开车时产生的枯燥感，因此很多人有听广播的习惯。农、林、牧、渔、水利业生产人员的阅读、听广播和网络信息获取行为得分都比较低，这与从事类似工作的城市老年人的受教育程度普遍偏低有一定的关系。

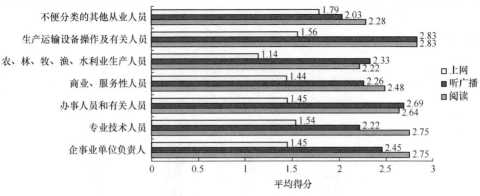

图 3.8 不同工作属性城市老年人信息行为平均得分对比图

不同工作属性城市老年人的阅读行为存在显著差异（$P$=0.001，$F$=3.243），听广播（$P$=0.015，$F$=2.319）和上网（$P$=0.033，$F$=1.941）的行为存在差异。

（5）健康状况对城市老年人的阅读、看电视、上网和人际交往行为有影响

将老年人健康状况分为很差、较差、一般、较好、很好 5 种状况。不同健康状况下城市老年人阅读、看电视、上网和人际交往行为得分如图 3.9 所示。

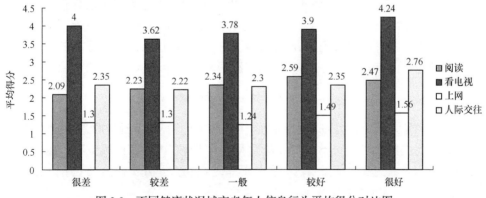

图 3.9 不同健康状况城市老年人信息行为平均得分对比图

不同健康状况城市老年人的看电视（$P$=0.002，$F$=4.165）行为存在显著差异，阅读（$P$=0.014，$F$=3.136）、上网（$P$=0.011，$F$=3.271）和人际交往（$P$=0.013，$F$=3.196）行为存在差异。由图 3.9 可知，整体而言，健康状况越好，其阅读、看电视、上网、人际交往等信息获取行为得分都越高，城市老年人的健康状况对其信息需求有着正向影响。值得注意的地方是，健康状况很差的城市老年人看电视的行为得分很高，可能因为电视这种视觉媒体对人有一定的心灵陪伴作用，且大脑负担较小。

（6）主观幸福感对城市老年人的阅读、看电视、上网和人际交往行为有影响

将老年人的主观幸福感分为很低、较低、一般、较强、很强 5 个层次。不同主观幸福感城市老年人的阅读、看电视、上网和人际交往行为得分如图 3.10 所示。

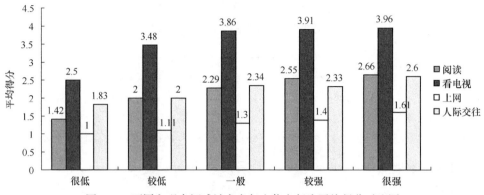

图 3.10 不同主观幸福感城市老年人信息行为平均得分对比图

不同主观幸福感程度城市老年人的阅读（$P=0.000$，$F=5.556$）、看电视（$P=0.000$，$F=6.862$）和人际交往（$P=0.007$，$F=3.250$）行为存在显著差异，上网（$P=0.044$，$F=2.295$）行为存在差异。由图 3.10 可知，随着主观幸福感程度的提高，城市老年人的各种信息行为得分也随之增加，主观幸福感越强，城市老年人的信息需求越高[①]，城市老年人的信息生活状况是其幸福感程度的重要指征。

### 3.3.2 外在因素

城市老年人的个体外在因素包括居住状况、工作状况、经济收入、社会支持、信息设施提供情况等。对不同城市老年人的个体外在因素与阅读、听广播、看电视、上网、人际交往等信息行为得分进行平均数和方差分析得出以下结论。

（1）居住状况对城市老年人的看电视、上网行为有影响

将老年人的居住状况分为：与父母合住、与配偶及已婚子女同住、与配偶及未婚子女同住、丧偶但与子女同住、仅与配偶同住、一人独居、其他共 7 种状态，不同居住状态下城市老年人的看电视（$F=2.160$，$P=0.036$）和上网（$F=2.164$，$P=0.036$）行为存在差异。具体平均得分较如图 3.11 所示。与配偶及未婚子女同住的城市老年人看电视和上网行为得分高于其他居住状态的城市老年人，说明与

---

① Manafo E, Wong S. Exploring Older Adults' Health Information Seeking Behaviors [J]. Journal of Nutrition Education & Behavior[serial online], 2012, 44 (1): 85-89.

子女同住的老年人较其他居住状态的老年人有更高的信息需求,未婚子女有比较多的时间与老年人相处、进行信息交流与沟通,使老年人能够比较多地理解当前的电视内容和网络内容,从而对相应信息需求量大;同时说明城市老年人与子女就电视和网络有较多的共同话题,子女与城市老年人的交流对城市老年人理解信息和激发信息需求有重要影响。

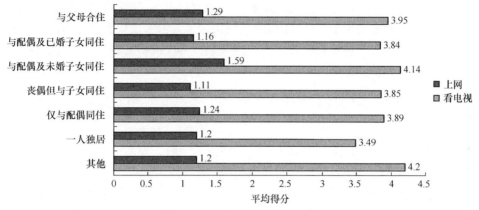

图 3.11 不同居住状况城市老年人信息行为平均得分对比图

(2) 工作状况对城市老年人的阅读、上网和人际交往行为有影响

将城市老年人的工作状态分为全职在岗、兼职、下岗失业、退休、离休、从未工作 6 种状态。对不同工作状况下城市老年人的信息获取行为进行方差分析,城市老年人的阅读($F=16.781$,$P=0.000$)和上网($F=5.483$,$P=0.000$)行为在不同工作状况上存在显著差异,人际交往($F=2.436$,$P=0.018$)行为存在差异。具体平均得分如图 3.12 所示。

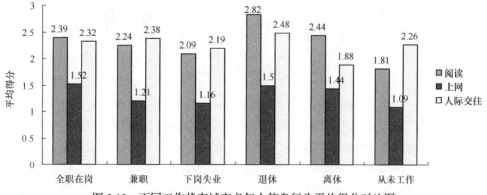

图 3.12 不同工作状态城市老年人信息行为平均得分对比图

从图 3.12 可知,退休状态的城市老年人阅读行为得分最高,这与退休城市老年人大多经济有保障,有一定的闲暇时间有关。全职在岗的城市老年人上网行为

得分最高,说明工作环境是促使老年人接受与使用网络的关键因素之一。兼职城市老年人的人际交往行为得分最高,这是因为兼职城市老年人的社会接触面相较于其他群体的城市老年人更为宽广,既有原先工作单位的人际网络,又有兼职单位的人际网络。下岗失业的城市老年人阅读、上网和人际交往得分普遍偏低,这与这一群体老年人整体经济收入不佳有关,没有过多的时间和精力去读书、上网,经济收入低还影响到他们的人际网络关系,他们与人交往的行为得分比从未工作过的城市老年人都要偏低。从未工作过的城市老年人的阅读和上网行为得分最低,这与这部分老年人受教育程度较低有一定关系,再次说明受教育程度对城市老年人的信息需求有重要影响。

(3)经济收入对城市老年人的阅读、看电视、听广播、上网和人际交往行为有影响

将城市老年人的经济收入分为很低、较低、一般、较高、很高5个档次。对不同经济收入城市老年人的信息获取行为进行方差分析,城市老年人的阅读($F=12.210$,$P=0.000$)、看电视($F=3.917$,$P=0.004$)、听广播($F=3.978$,$P=0.003$)、上网($F=5.337$,$P=0.000$)和人际交往行为($F=3.921$,$P=0.004$)在不同经济收入上存在显著差异。具体平均得分如图3.13所示。

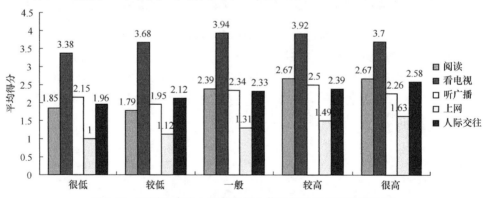

图3.13 不同经济收入城市老年人信息行为平均得分对比图

由图3.13可知,经济收入很高的城市老年人的阅读、上网和人际交往信息行为得分都是最高的;经济收入较高的城市老年人各种信息行为平均得分也普遍较高,说明较好的经济收入状态对城市老年人的信息需求与行为有积极促进作用。经济收入一般的老年人的看电视行为得分最高,访谈中得知,老年人看电视主要是出于娱乐和打发时间的需要,因此经济收入一般的老年人可能对娱乐信息有较高的需求。

（4）社会支持对城市老年人的阅读、看电视、听广播、上网和人际交往行为有影响

将城市老年人的社会支持程度分为很低、较低、一般、较高、很高5个档次。对不同社会支持程度城市老年人的信息获取行为进行方差分析，城市老年人的阅读（$F$=4.733，$P$=0.001）、看电视（$F$=11.163，$P$=0.000）、上网（$F$=9.582，$P$=0.000）和人际交往行为（$F$=12.374，$P$=0.000）在不同社会支持上存在显著差异，听广播（$F$=2.425，$P$=0.047）在不同社会支持程度上存在差异。各项行为平均得分如图3.14所示。

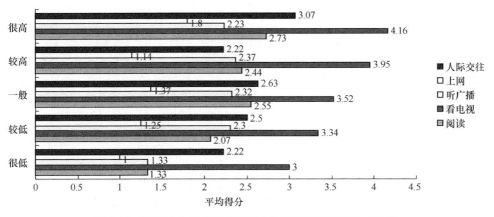

图3.14　不同社会支持城市老年人信息行为平均得分对比图

由图3.14可知，社会支持度增加，其阅读和看电视的行为得分也随之增加，社会支持对城市老年人的阅读和看电视的行为有正向影响；社会支持度增加，其听广播的行为得分也随之增加，但社会支持度很高的城市老年人的听广播行为得分并不高，访谈得知，社会人际网络支持度很高的城市老年人有很多的时间和机会与现实生活中的亲友和家人等进行情感性的声音信息交流，因此对广播等单纯的声音信息没有太多的需求。社会人际网络支持度很低的城市老年人，上网和人际交往行为得分最低，社会人际网络支持度很高的城市老年人，上网和人际交往得分最高，但社会支持度与城市老年人网络和交往信息需求得分之间并不是直线性的相关。在社会支持度一般时，出现了一个拐点。社会人际网络支持度一般城市老年人网络信息需求和交往信息需求得分均位列第二高，这是由于社会交往是老年人最强烈的需求内容，社会支持度一般的老年人有满足自己交往需求的社会人际网络基础，但没有达到自己理想中的满意度，因此有比较大的动力去推动信息行为，来满足自己的相应需求。

（5）信息设施的提供情况对城市老年人的阅读、听广播、上网和人际交往行为有影响

将城市老年人生活环境周围的信息设施提供情况分为很少、较少、一般、较多、很多 5 种状况。对信息设施的不同提供情况与城市老年人的信息获取行为进行方差分析，城市老年人的人际交往（$F=10.076$，$P=0.000$）行为在信息设施的不同提供情况上存在显著差异，看电视（$F=3.227$，$P=0.012$）、听广播（$F=3.112$，$P=0.015$）和上网（$F=2.539$，$P=0.039$）行为在信息设施的不同提供情况上存在差异。各项信息行为平均得分如图 3.15 所示。

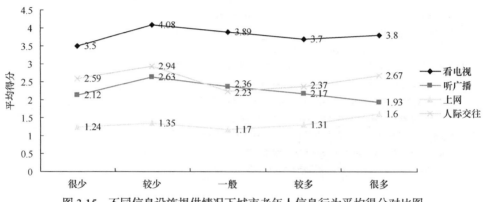

图 3.15　不同信息设施提供情况下城市老年人信息行为平均得分对比图

城市老年人的看电视、听广播和人际交往行为得分在周围信息机构和设施情况不同的组别间存在差异，这种差异的呈现是折线形的，并非周围信息机构和设施多，其相应的信息行为得分就高。其中，在生活周围信息机构和设施较少的情况下，这三种信息行为得分都是最高的，这是因为当外在的设施和人员帮助较少的时候，这些设施和人员对城市老年人的信息需求有所激发，但又未提供足够服务，因此这种生活状态下的老年人更多地依靠自己的努力来满足信息需求，如看电视、听广播、与人交往聊天等；在生活周围信息机构和设施很少的情况下，很多城市老年人的信息需求得不到足够的外界刺激，处于隐性状态。网络信息获取行为的实现需要一定的设施设备的支持，周围信息环境的完善与否对网络信息行为的得分有着正向影响。

## 3.4　本章小结

为了了解城市老年人信息需求及其满足状况，采用个人访谈与问卷发放相结合的方法，对老年人信息需求的内容和特点进行调研。

访谈结果发现，城市老年人生理信息需求的满足途径多样，整体满足程度较

好；安全信息需求对外界的依赖性较强，儿女和家人对安全信息需求的满足有重要意义；社交信息需求的满足状况和老年人自身的性格爱好有很大关系，老年人的自我调适能力是影响社交信息需求满足的重要因素；城市老年人尊重信息需求的满足程度一般，城市老年人经常遇到价值不被肯定、被忽视的状况，老年人沉默和反击的行为经常出于维护自尊心的动机；城市老年人自我实现需求的满足度是最低的，其需求的实现需要大量的外部资源支持与投入。

问卷分析的结果，被调查城市老年人目前最需要的是有助于自己开展社会交往活动的信息，社会交往信息需求最为迫切。城市老年人比较注重个人爱好和娱乐休闲，28.1%的老年人有强身健体的意识；31.2%的老年人注重饮食养生，有较强的获取社会尊重的意愿，愿意跟进时代、发挥自身力量。人际交流是城市老年人获取信息最常用的渠道，信息咨询和交流是老年人最偏爱的服务方式；人际交流之外，老年人比较多的信息需求通过大众媒体信息提供来满足；新时代的网络和传统的图书，老年人使用率都不高。

笔者对影响城市老年人信息需求的因素进行了统计分析。城市老年人信息需求的影响因素可分为个体内在因素和外在因素。内在因素包括性别、年龄、受教育程度、健康状况、主观幸福感、工作属性等。其中健康状况和主观幸福感的影响力最强；个体外在因素包括居住状况、工作状况、经济收入、社会支持、信息设施提供情况等，社会支持和经济收入对城市老年人信息需求的影响程度最强。

# 4 城市老年人信息服务现状

信息服务是利用信息影响、作用于用户的心理及其所依存的精神生活和社会生活环境的过程。信息服务工作的目的是使外在的信息融入用户的心理，使信息势能转化为用户的心理功能，直至对用户的行为产生预期影响。因此，用多少信息量进行作用，用哪种信息进行作用，以什么方式进行作用，借助什么载体进行作用，把信息转成什么信号（图像、声音、文字等）进行作用，即揭示信息服务过程中信息的种类、形式、向量、载体、信号与信息服务效果间的内在联系是信息服务研究的主要内容。

从信息服务的发展历史及服务的内容角度来划分，信息服务可以分为文献提供服务、报道服务、检索服务、咨询服务、网络信息服务五种类型[1]。结合对城市老年人信息需求与满足途径的调研结果，本书将城市老年人信息服务分为广播电视信息传播服务、文献信息提供服务、网络信息服务、老年服务机构提供的信息服务和其他机构提供的信息服务五大类，对城市老年人信息服务现状进行分析与探查。

## 4.1 广播电视信息传播服务

### 4.1.1 广播电视信息传播服务提供情况

电视、广播等电子媒介是城市老年人获取信息最常用的大众媒介。

（1）电视内容全国传送，老年受众被重视程度不高

我国主要应用无线、有线、卫星等技术手段进行电视网络覆盖。2011年城市居民家庭平均每户可以接收到58.5个频道，85.2%的家庭可以收看到卫星电视节目。截至2013年1月21日，全国共开办电视节目1334套。2012年全国电视各类节目播出时间如表4.1所示。

表4.1 2012年全国电视节目按类别播出时间情况[2]

| 电视节目播出类别 | 时间（万小时） | 占全年电视节目播出时间比重（%） | 排序 |
| --- | --- | --- | --- |
| 播出新闻资讯类节目 | 230.40 | 13.56 | 2 |
| 播出专题服务类节目 | 202.22 | 11.91 | 3 |
| 播出综艺益智类节目 | 145.42 | 8.56 | 6 |

---

[1] 马费成，宋恩梅. 信息管理学基础（第2版）[M]. 武汉：武汉大学出版社，2011：249.
[2] 庞井君. 中国广播电影电视发展报告（2013）[R]. 北京：社会科学文献出版社，2013：357.

| 电视节目播出类别 | 时间（万小时） | 占全年电视节目播出时间比重（%） | 排序 |
|---|---|---|---|
| 播出广播剧类节目 | 735.95 | 43.33 | 1 |
| 播出广告类节目 | 201.72 | 11.88 | 4 |
| 播出其他节目 | 182.81 | 10.76 | 5 |
| 全年公共电视节目播出合计 | 1698.52 | 100.00 | |

据笔者调查统计，城市老年人最喜欢的是新闻资讯类节目，由表 4.1 可知，在电视节目中，新闻资讯类节目位列第二。广播剧类节目占了播出时间的近一半，陈勃等学者对黄金时段电视剧中老年人的形象进行了内容分析[①]。结果发现，在电视节目中老年人物出现的比例远远低于现实生活中老年人在总人口中所占的比例。在黄金时段电视剧中，绝大多数老年人物都是配角或边缘角色，基本上是一种陪衬作用。研究数据还表明，专门针对老年人生活或以刻画老年人物为主题的电视剧很少。

近年来，积极的老年人电视形象所占比例逐渐攀升。虽然片面的形象可以令观众印象深刻，但片面的电视媒介形象，往往与现实生活中大多数老年人形象差距很大。根据正态分布原理，现实生活中存在生活状态非常积极和消极的老年人，但他们只占老年人群体的极少数，大多数老年人是多元的，是积极与消极状态这一连续共同体中的混合态，对他们生活的呈现需要细节化、整体化，方能真实呈现老年人的状态，而当前的电视节目内容尚未达到这样的要求。

（2）广播网络层级覆盖，综艺内容居首

截至 2012 年底，全国广播综合人口覆盖率 97.51%；中央人民广播电台节目综合覆盖率 96.75%，省级广播节目综合覆盖率 95.67%，地市级广播节目综合覆盖率 79.40%，县级广播节目综合覆盖率 55.44%。2012 年全国广播节目各类节目播出时间如表 4.2 所示[②]。

表 4.2 2012 年全国广播节目按类别播出时间情况

| 广播节目播出类别 | 时间（万小时） | 占全年广播节目播出时间比例（%） |
|---|---|---|
| 播出新闻资讯类节目 | 271.0 | 20.25 |
| 播出专题服务类节目 | 303.3 | 22.66 |
| 播出综艺益智类节目 | 366.49 | 27.38 |

---

① 陈勃，郭晶星，王倩，等. 黄金时段电视剧老年人物的内容分析[J]. 新闻与传播研究，2005，（2）：64-67，96.
② 庞井君. 中国广播电影电视发展报告（2013）[R].北京：社会科学文献出版社，2013：43，356.

续表

| 广播节目播出类别 | 时间（万小时） | 占全年广播节目播出时间比例（%） |
|---|---|---|
| 播出广播剧类节目 | 69.92 | 5.22 |
| 播出广告类节目 | 127.48 | 9.53 |
| 播出其他节目 | 200.18 | 14.96 |
| 全年公共广播节目播出合计 | 1338.37 | 100.00 |

截至 2013 年 1 月 21 日，全国共开办广播节目 2831 套。但从表 4.2 可知老年人比较喜欢的节目如广播剧类节目所占比例最少，而且在众多广播节目中，针对老年听众的专业频率极度稀缺。2004 年，央视-索福瑞媒介研究公司（CSM）对全国 20 个城市的广播收听率数据分析显示：老年广播受众分散于广播的各个专业频率。新闻、音乐和文艺三种专业频率中，55 岁以上的老年人是这些频率的重度收听人群，只有交通频率除外。由于没有专业的广播频率，老年广播受众难以集中于指向明确的专业频率。寄身于各频率中的老年广播节目普遍不被重视，经济效益难以保证，老年广播节目因而陷于恶性循环。中央人民广播电台 9 个频率中供老年人收听的节目不算少，但定位清晰、专为老年听众开设的只有中国之声的《老年之友》[1]。2005 年 7 月 1 日江西人民广播电台开办了健康老年频率，这是国内唯一以老年为对象的专业频率。在国内针对老年人的对象性节目中，影响较大的有中央人民广播电台中国之声的《老年之友》、江苏人民广播电台健康频率的《美丽夕阳》（原《长青金钥匙》）、河南人民广播电台新闻广播的《健康晨曲》等。但当前老年人专业广播普遍存在节目容量不足，内容单一，无法满足老年听众日益多元化的收听需要；播出时间与老年人收听时段脱节，主持人的主持风格无法与目标受众的需要吻合等问题[2]。

### 4.1.2 广播电视信息传播服务使用情况

（1）城市老年人是电视和广播的主要使用者

将在一周里有一天及一天以上接触过电视、网络新闻、新闻类杂志、广播的居民定义为一种媒介的受众，一周里有一天或者一天以上接触过报纸的居民定义为读者。全国城市居民接触报纸的规模为 79.02%，其中 77.46% 的离退休人员是报纸的读者。电视的受众规模最大，为 95.62%，网络新闻、新闻类杂志、广播三者的受众规模依次为 43.56%、37.77%、34.18%。2011 年，在全国 150 个样本城市中，无业群体（包括离退休人员）在电视观众中占据了最大比例，为 36.6%[3]。

---

[1] 屈雅红，王琳琳. 老龄化与中国老年广播发展策略研究[J]. 无线互联科技，2011，(1)：52-54.
[2] 魏胜利. 广播老年频率发展路径初探[J].中国广播电视学刊，2010，(5)：5-7.
[3] 王兰柱. 中国电视收视年鉴（2012）[G].北京：中国传媒大学出版社，2012：16.

本研究将信息行为频率按照 Likert 五分量表，分为"从不""很少（1~2次/月）""有时（1~2次/周）""经常（3~5次/周）""非常频繁（6次及以上/周）"五档，分别赋值 1、2、3、4、5 分。对城市老年人不同媒介的使用行为采用 SPSS 进行平均数±标准差分析和方差分析。结果如表 4.3 所示。

表4.3  被调查城市老年人媒介使用行为得分

|  | 阅读 | 看电视 | 听广播 | 上网 | 人际交流 |
| --- | --- | --- | --- | --- | --- |
| 平均数±标准差 | 2.430±1.082 | 3.860±0.916 | 2.330±1.021 | 1.370±0.919 | 2.350±0.908 |
| 排序 | 2 | 1 | 4 | 5 | 3 |

由表 4.3 可知，电视是老年人使用频率最高的信息媒介，其次是阅读、人际交流、广播和上网。

（2）老年人对电视和广播使用的稳定性较强

稳定受众是指在一周里接触了 6~7 天媒介的受众；次稳定受众是指在一周里接触媒介 3~5 天的受众；非稳定受众是指在一周时间里接触 1~2 天媒介的受众；偶然受众是指在 1 个月时间里接触 3~5 天的受众；非受众是指从不接触某媒介的受众[1]。将非受众、偶然受众、非稳定受众、次稳定受众、稳定受众分别赋值 1、2、3、4、5。

对被调查老年人接触媒介的稳定情况的数据如表 4.4 显示，电视受众群的次稳定受众比例最高，为 38.7%，稳定受众和非稳定受众的比例分别为 29.7%和 15.8%。在大众媒介中，电视是老年人接触最多的（$M=3.86$），其次是看报纸（$M=2.43$），再其次是听广播（$M=2.33$），这与王珣（1995）[2]、孙常敏（2000）[3]、陈崇山（2000）[4]、叶南客（2001）[5]、刘颂（2002/2004）[6]、陈勃（2003）[7]的

---

[1] 中国人民大学舆论研究所.2005 年全国城市居民媒介接触情况的调查报告[R]//林江，冯玉明编.中国报业发展报告 2007：创新成就未来[R].北京：社会科学文献出版社，2007：331-332.

[2] 王珣（1995）关于城市"空巢家庭"老人基本特征的研究数据显示，媒介接触，尤其是看电视，是城市老年人最经常从事的闲暇活动.

[3] 孙常敏（2000）对上海市老人余暇生活的研究结果表明，媒介接触是老年人余暇精神活动的主要内容。其中老年人看电视的最多，其次是读书报、杂志，再次是听广播.

[4] 陈崇山（2000）对老年受众的媒介行为分析结果显示，与其他年龄段群体相比，老年人与大众媒介（电视、广播、报纸）接触的时间最长，也是稳定性最强的媒介受众.

[5] 叶南客（2001）对南京市 260 多名 60 岁以上老人的闲暇生活的调查显示，看电视在不同年龄组中老年人的兴趣爱好中所占比例都是最高的，而且占比数是位列第二的"读书看报"老年人比例的两倍有余.

[6] 刘颂（2002/2004）对南京市老年人的精神生活及精神需求状况的调查数据表明，老年人在日常生活中，最经常性的精神文化活动的内容第一位是看电视，第二位是看报纸.

[7] 陈勃对老年人接触与传媒使用情况的调查结果表明，大众媒介接触是城市老年人比例最高的闲暇方式，其中电视（92.8%）是城市老年人接触最多的媒体，其次是报纸（63.8%），之后是广播（36.0%）、杂志（33.6%），使用网络的老年人仅占 6.7%.

调研结果一致。

表 4.4 受众接触媒介的稳定程度一览表 （单位：%）

|  | 非受众 | 偶然受众 | 非稳定受众 | 次稳定受众 | 稳定受众 | 合计 |
| --- | --- | --- | --- | --- | --- | --- |
| 报纸 | 24.2 | 24.3 | 17.3 | 25.6 | 8.6 | 100 |
| 电视 | 3.6 | 12.2 | 15.8 | 38.7 | 29.7 | 100 |
| 广播 | 29.1 | 26.9 | 23.0 | 14.5 | 6.5 | 100 |
| 网络 | 66.8 | 12.8 | 16.1 | 3.4 | 0.9 | 100 |

将老年人接触电视、报纸、广播、网络的频次与城市老年人的人口特征（将性别转换为 0、1 的虚拟变量）的相关分析结果显示（表 4.5），电视的接触与健康状况呈正相关，与性别呈负相关。健康状况越好接触电视的频次越高，男性老年人比女性老年人接触电视的频率更高；男性老年人收听广播的频率比女性老年人明显高，经济状况好的老年人更多地收听广播；越是在学历高、收入高、健康状况好、年龄小的老年人群中，接触网络的比例越高。

表 4.5 老年人接触媒介的稳定性与人口变量的关系

|  |  | 年龄 | 性别 | 学历 | 经济状况 | 健康状况 |
| --- | --- | --- | --- | --- | --- | --- |
| 电视 | Pearson Correlation | 0.002 | −0.082[*] | 0.038 | 0.021 | 0.111[**] |
|  | Sig. (2-tailed) | 0.960 | 0.034 | 0.327 | 0.578 | 0.004 |
| 报纸 | Pearson Correlation | 0.044 | −0.205[**] | 0.322[**] | 0.234[**] | 0.118[**] |
|  | Sig. (2-tailed) | 0.249 | 0.000 | 0.000 | 0.000 | 0.002 |
| 广播 | Pearson Correlation | 0.055 | −0.136[**] | 0.003 | 0.081[*] | 0.042 |
|  | Sig. (2-tailed) | 0.150 | 0.000 | 0.939 | 0.035 | 0.281 |
| 网络 | Pearson Correlation | −0.083[*] | −0.054 | 0.187[**] | 0.175[**] | 0.107[**] |
|  | Sig. (2-tailed) | 0.030 | 0.162 | 0.000 | 0.000 | 0.005 |

\* 在 0.05 水平显著。

\*\*在 0.01 水平显著。

Pearson Correlation：皮尔逊相关系数

### （3）老年人对电视广播内容的选择与偏好

老年人观看电视的节目类型选择的调查结果，位列第一的是新闻/时事类（31.6%），随后依次为戏曲（26.8%）、电视剧（24.2%）、法制（6.5%）、综艺（3.6%）、生活服务类（2.9%）、科教（2.6%）、体育（1.8%）。本研究的调查结果与对老年人信息需求的调查结果相一致。CSM 媒介研究每年都会对电视剧观众的收视数据进行统计，如 2011 年全国市场上 55～64 岁的老年人按收视比例由高到低的节目类型依次为电视剧（31.3%）、新闻/时事（15.1%）、其他（14.0%）、综艺（10.8%）、生活服务（7.9%）、专题（7.4%）、电影（3.0%）、体育（2.7%）、青少（2.5%）、法制（2.1%）、财经（1.5%）、音乐（0.8%）、戏剧（0.6%）、教学（0.2%），外语（0.0%）。

65岁及以上老年人按相同标准的节目类型选择为电视剧（30.8%）、新闻/时事（17.7%）、其他（14.1%）、综艺（9.4%）、生活服务（7.8%）、专题（6.5%）、体育（3.6%）、电影（2.3%）、法制（2.0%）、青少（1.9%）、戏剧（1.8%）、财经（1.1%）、音乐（0.7%）、教学（0.3%），外语（0.0%）[①]。

老年人收听广播的节目类型的调查结果，按比例从高到低依次为新闻资讯类（84.6%）、广播剧类（7.9%）、生活服务类（5.2%）、综艺类（2.3%）。

### 4.1.3 老年人受众传播效果分析

电视是老年人使用人数最多、接触时间最长的电子媒介，因此分析老年人对电视的使用效果具有较强的典型性。电视对老年人的日常生活有着重要影响。这种影响表现在对老年人的生活环境和个人生活两个方面。

首先，电视中老年人形象、相关新闻的传播，影响着社会其他成员对老年人的认知和态度。

电视的受众广泛，包括不同的行业、社会阶层（不同职业、受教育程度、健康状况和经济状况）的个人，而且这个受众群体成员之间缺少实质性的社会联系和必要的经验交流。尤其与老年人接触比较少、对老年人没有经验性认识的年轻人和少儿而言，电视传媒所表达的内容往往是他们获得与老年人相处经验最重要的渠道[②]。年轻人和少儿自觉地接受电视传播的关于老年人的信息，深受其影响，易受电视传播观念的同化，从而形成或改变自己对老年人的态度和行为[③]。电视中老年人物比例偏低，会让民众对老龄化社会缺乏关注与认识，并低估老年人群的比例和对社会的影响；某些电视剧中老年人物角色的特点会被他们误认为是生活中的真实反映。无论是积极的令人喜爱的老年人形象，还是消极的老年人形象都与现实生活中的真实老年人存在一定的差距，按照电视剧中的老年人物角色认知去看生活中的老年人，会产生错位。总体而言，电视信息提供者和广告商们对老年人不够关注的态度有可能在电视传播媒介的影响下蔓延至整个社会，而电视剧中积极、正面的老年人形象与现实生活中老年人的对比会让年轻人产生老年人不够美好的认知，同时电视剧中消极、反面的老年人形象会让年轻人对老年人群体产生疏离感。

其次，对老年人个人生活有着深远影响。

当今社会生活节奏快速，且分工细化，生活在城市中的人们彼此之间缺少实质性的社会联系，十分依赖大众传媒的信息。尤其对于大多数社会角色从财富创造者转为余闲者的老年人而言，社会接触面大为缩减，期望媒介信息能改变他们

---

[①] 王兰柱.中国电视收视年鉴（2012）[G].北京：中国传媒大学出版社，2012：50.

[②] Gerbner G, Gross L, Signorielli N, et al. Aging with television: Images on television drama and conception of social reality. Journal of Communication, 1980, (30): 37-48.

[③] [美] 沃纳·赛弗林, 小詹姆斯·坦卡特. 传播理论: 起源、应用与方法[M]. 郭振之译. 北京：华夏出版社, 2000: 4.

单调、沉闷的生活。很多老年人无能力去批判他们从媒介中得到的东西，他们只是感激地接受媒介所给他们提供的东西。他们从媒介获取大量琐细、无意义的信息。他们相信媒介报道的新闻，并据此了解世界。他们依靠媒介获得知性与情感的满足，因此，媒介影响了他们的生活。前有所述，电视是老年人接触最多、时间最长，也是影响力最大、最深远的媒介。

电视在老年人的生活中扮演着重要角色，电视满足了老年人的很多需求。Rubin 的研究发现[①]，老年人利用电视来满足他们的信息、娱乐、陪伴和放松的需求。其中，信息和娱乐是最主要的，其次是经济、方便、放松等。老年人通过观看新闻及其他非虚构的节目满足自己的信息需求。而且，老年人在观看非虚构节目时既获得了信息，也满足了娱乐的需求。而重视电视陪伴功能的老年人，他们观看大量的电视节目，尤其是下午、黄金时段以及深夜时段的节目[②]。电视还可以满足老年人社会交往的需求。一方面，老年人可以和电视进行类社会互动。类社会互动是电视观众与媒介中人物的友谊和亲密性关系。这种与电视人物的互动基于观看频率以及现实人物对媒介中人物情境代入感的强弱。与媒体相关的类社会互动有两个维度的表现：一是，观众想象自己是电视剧中的人物或与剧中的人物处于相互激励的状态中。二是，观众被发生在虚拟人物身上的事而影响，相互讨论好像他们是真实存在的，表现出强烈的情感认同[③]。另一方面，电视可以为现实生活中老年人的交往提供共同的话题，促进交往的实现。Meyersohn 的研究结果认为，电视的重要功能之一是为人们提供了一些话题。麦奎尔、布鲁姆勒和布朗通过描述电视受众如何从与他人讨论电视智力竞赛节目中获得满足，得出人们接触电视的重要原因之一在于发展或维持人际关系，在交谈中对电视媒介提供的信息进行社会利用的结论[④]。

某种程度上说，电视代表着一种生活方式。这种以信息接受为主的生活方式对老年人生活的不良影响同样应该引起重视。人们在使用电视，但电视也在建构我们的生活。电视在家庭中摆放的位置，电视的数量，遥控器的控制权……人们在通过电视获取信息、感受乐趣、打发时间或逃避现实的同时，电视也占用了人们的时间，影响着人们的日常生活安排，直至影响人们的思想和行为。大量老年人通过电视收看新闻。媒介报道什么，公众便注意什么；媒介越重视什么，公众也就越关心什么[⑤]。当电视对某一问题或群体有所忽略时，观众也非常容易出现这种倾

---

① Rubin AM, Rubin RB. Older persons' TV viewing patterns and motivations[J]. Communication research, 1982, 9（2）：287-313.

② 殷文. 从媒介形象到日常生活：国外老年受众与电视研究的范式变迁[J]. 兰州学刊，2014，(10)：134-139.

③ Christine Camella. Parasocial Relationships in female college student soap opera viewers today[EB/OL]. http：//people.wcsu.edu/mccarneyh/acad/Camella.html.

④ McQuai D, Blumler JG, Brown JR. The television audience: A revisedperspective. In Sociology of mass communications, ed. Denis McQuail. Suffolk, UK: Penguin, 1972. 135-165.

⑤ 段鹏. 传播效果研究——起源、发展与应用[M]. 北京：中国传媒大学出版社，2008.126.

向。Korzenny 和 Neuendorf 的研究认为不论老年人看电视的动机是寻求信息还是逃避,社会疏离感都会增加[1]。因为老年人会把一些时间和精力花在电视中所呈现的人物或事件上,而这些人物或事件很可能与老年人的现实生活是有差距的,或者会造成老年人对现实生活中人或事的忽略。此外,当前的电视绝大部分是营利性的,它必须要能够吸引观众。电视新闻工作人员有职责向公众提供真实准确的信息,但是他们也有责任通过吸引观众来使电视台或互联网电视盈利。观众喜爱看有意思、娱乐型的东西,电视工作人员会"投其所好",而这样发展的结果是电视所呈现出来的世界,是个与现实生活不一致的世界。当老年人对电视中虚拟人物代入感过强,不能够从互动中跳脱出来时,会对老年人产生消极的影响。如模仿剧中的老年人形象积极快乐,却发现现实生活中的问题并没有电视上所讲的那样容易解决;看到剧中消极困苦的老年人形象便对未来的生活越发消极等。要享受到电视的娱乐型,需要适度的类互动,但如果过度,效果反而适得其反。尤其对于生活圈子比较小,对现实外围世界认识不足的时候。Swank 对老年人需求的强度和他们关于使用何种媒介去满足他们的需求之间的关系进行了研究,结果发现与其他大众媒体或者其他形式的社会活动相比,老年人以及较少流动的人会更依赖电视[2]。

看电视对老年人身体有一定负面影响,看电视时间过长伤害眼睛,同时看电视时间过长也会影响老年人其他活动的时间安排。

最后,电视的表达不当会造成传播初衷与老年人受众效果间的错位。

电视是一个大众媒体,它的恰当使用需要用户的媒介素养。

## 4.2 文献信息提供服务

当前老年人的文献信息提供服务从其付费方式可分为免费与收费两大类。免费的文献信息服务主要是图书馆等公益性文化机构提供的图书、报纸、期刊等,收费的文献信息服务表现为市场上公开售卖的图书、报纸和杂志等。

### 4.2.1 免费的文献信息服务

老年人可以在公共图书馆免费(或象征性缴费)阅读图书馆的馆藏文献,图书馆的馆藏、物理环境和馆员服务等对老年人对图书馆的使用有重要影响。下述样本图书馆调研时间为 2014 年 12 月~2015 年 1 月。

(1)社区图书馆

案例一:

---

[1] 殷文. 从媒介形象到日常生活:国外老年受众与电视研究的范式变迁[J]. 兰州学刊, 2014, (10): 134-139.
[2] Rubin AM, Rubin RB. Older persons' TV viewing patterns and motivations[J]. Communication research, 1982, 9 (2): 287-313.

就研究的样本群体所在环境来说，13 万人的 B 社区只有一家社区图书馆，面积有 80 多平方米。共有长条书桌 6 张，椅子 26 把。进门左手边靠墙摆放有 40 厘米高的书柜。每个书柜分为 12 小格，共有 4 个连放。在书柜最上层依次摆放报纸，共有报纸 12 种，其中《楚天都市报》摆放有同期两份，社区自办报纸摆放有三份，其他报纸每种一份。地方报纸有《湖北日报》《楚天都市报》《武汉晨报》，其他报纸是全国发行的《人民日报》《参考消息》等。在书柜剩下的 3 层每个小格摆放有一种杂志，共计有 42 种期刊。书柜过于低矮，笔者中等身高，需大弯腰方能看清最上方报纸的日期，书柜下方的杂志需要蹲下来才能看清，且杂志叠放，需取出来才知道具体是哪一种杂志。如果没有长期的阅览习惯，要选取自己想要的杂志需要较长的时间。图书馆摆放有 20 个立式图书架，每排两个，共 10 排。有 6 排书架陈列有书籍，空余 4 排。书架上陈列的书籍多为人物传记和大众类科普、养身读本，书籍大多年代久远，封面多有污损，页面发黄。随机抽取，最新的图书是 2004 年出版的。图书馆有会员制度。社区图书馆共有会员不足 100 名。在说明笔者身份和来意后，对图书馆员的访谈记录如下：

Q：你们这里有多少会员？

A：有挺多的。

Q：大概有多少？

A：每年都有人办，具体的我也不是很清楚。

Q：老年人会员有吗？

A：有。

Q：多不多。

A：应该不少，每年都有办的。

Q：可以看一下你们的会员记录吗，只看年龄和数量，不看个人具体信息？

A：可以。

（从电脑上调出所有会员的信息，包括会员的姓名等。电脑显示共有会员 98 名，在出生日期一栏中显示，年龄最大的会员为 1956 年生。）

Q：没有太多老年人。

A：因为年轻人没有太多时间，所以会办借书证借回去看，老年人时间多，一般就直接到这里来看了。

Q：来这里看书的老年人多吗？

A：挺多的。

Q：大概有多少个？

A：有十来个吧。老年人时间多，他们就到这里来看。取上报纸，就坐在桌子边看。

调研发现，社区图书馆为显示社区文化设施全面的目的而设立。社区图书馆的核心要件情况堪忧。图书馆报纸和期刊的使用率都很低，展出如新。图书陈旧，不易引起读者的阅览欲。在设施摆放上缺乏人文关怀，到图书馆内阅览的大多是老年人，书柜过于低矮，老年人取放书刊都很不方便。

案例二：

1万人的H社区有一间老年人书刊阅览室，面积10平方米左右，2张长条书桌，8个凳子；1个矮几，2个单人沙发。在立式的报纸架上，共陈设有15种报纸，分别为《文摘报》《长江日报》《环球时报》《南方周末》《学习时报》《参考消息》《华中师范大学学报》《中国老年报》《中国教育报》《国际先驱导报》《湖北日报》《老年文汇报》《中国青年报》《人民日报》《健康文摘报》，每种报纸各一份。在立式的期刊陈列书架上有39种期刊，没有图书。室内温度18℃左右，门上贴有"空调开放"，但没有老年人去开空调的。当天截至下午4半时，阅览室有3位老年人读者，每人拿1～2种报纸阅览，都戴着手套、穿着厚厚的冬装，阅览室无人说话，很安静。

此社区阅览室挂牌为单位老年人阅览室，是单位为退休人员提供的福利之一。在社区中属于条件较好型。在寒冷的冬日，虽然标示有取暖设备，但并没有启动使用。总体而言，社区阅览室的老年读者群固定，但人数较少。

（2）市图书馆

老年人到市图书馆阅览的次数和频率高于社区图书馆。原因主要有两点：第一，市图书馆的历史较长，有一定的会员积累。W市图书馆的老年人会员有70%是年轻时就已是会员的老会员。第二，图书馆员有一定的针对老年人的服务意识。随着我国进入老龄化社会，国家一再强调社会公共服务部门要加强对老年人的服务，很多市图书馆对自己的馆员也都开展了相应的培训。

市图书馆是一个城市文化建设的标杆。整体而言，当前在图书馆系统中处于重要地位的市图书馆并未在建设和提供服务时更多考虑老年人用户群体。在两年半的田野观察期间，J市图书馆因业务发展和市文化局"三馆合一"的建设搬入新址。新图书馆面积为原来的5倍，各种数字化设施也大为增加。大部分用户都反映良好，但自搬入新址后，老年人的到馆率大为降低。首先，交通不便。老年人主要依靠公共交通，旧图书馆附近有公交车线路15条，新图书馆附近只有公交车线路2条。其次，设施使用不便。原来的旧馆有两层，老年人借阅区和沙发阅览区在1楼，8个台阶即到，也可以从旁边不到20米的残疾人和老年通道进入。新馆的入口处在2楼，进入图书馆要上50级台阶，且台阶较陡。

（3）服务总评

社区图书馆因其地理条件优势，具有较强的易获取性。但藏书大多落伍，可用性不高。社区图书馆陈设大多缺乏周到的人文设计，不利于老年用户的使用；社区图书馆员虽看到了老年读者的潜在发展性，但缺乏实际的发展策略。

市图书馆当前的发展趋势是面积越来越大，但城市地价一再上涨，这就使得很多原先在较繁华地段的市图书馆纷纷迁往城市中较为偏远的地段，公共交通便利性多有下降。老年人到图书馆主要依赖公共交通，公共交通的不便利使市图书馆的易获取性下降。虽然馆舍建设得到大力投入，但老年人文献资源建设改善力度不大。

### 4.2.2 付费的文献信息服务

老年人可以在市场上购买报纸和杂志等文献。由前文可知，老年人文献中使用率最高是报纸。刘颂对南京市老年人的精神生活及精神需求状况的调查结果表明，51.4%的老年人自己订阅报纸；36.8%的老年人基本每天去售报摊购买报纸；4.7%的老年人所看的报纸是儿女给他们订的或由儿女拿来的；2.4%的老年人所看的报纸来自于单位帮订；4.7%的老年人既不订阅也不购买，而是向别人借阅[①]。可见，购买是绝大多数老年报纸读者获取报纸的方式，因此，以报纸为例，对老年人付费文献信息服务现状进行分析。

（1）报纸受众稳定，老年报纸发行量不大

我国报纸可分为全国性和地方性报纸，按性质可分为综合性、专业性等多种类型。总体来说报纸的受众群体稳定，一定的读者群只阅读一定范围的纸质报纸。由表 4.5 可知，学历、经济状况、健康状况都与阅读频次呈现显著正相关关系，即越是在收入高、学历高、身体状况好的报纸老年人读者中，阅读频次越高，老年报纸读者的精英化现象较为显著，男性老年人阅读报纸的频次高于女性老年人。

报纸一般通过邮局面向全国征订。我国目前的报业是以党报为龙头，各类报纸共同发展。《人民日报》是我国平均期印数最大的党报，平均期印数 264 万份。湖北省党报《湖北日报》平均期印数 20.4 万份，总印数 7466 万份。2005 年，我国日报普及率 0.25 份/户，湖北省的日报普及率为 0.26 份/户[②]。

除党报与晚报都市类报纸外，行业专业类报纸占据我国报纸总量的半壁江山，报纸细分品种覆盖了我国国民经济和社会发展的主要领域，包括教学辅导类、国际时政、文摘类、体育、妇女、少年儿童、老年、信息技术、农业、青年、法治公安、教育、经济、对外宣传、文化艺术等共计 960 种，其中老年人报纸 23 种，平均期印数 208.10 万份，总印数 28 846 万份。

目前，国内有 30 余家专业的老年报，其主办单位一般为政府部门、报业集团

---

① 刘颂. 城市老年人群精神需求状况的调查与研究[J]. 南京人口管理干部学院学报，2004，(1)：8-13.
② 林江，冯玉明. 中国报业发展报告 2007：创新成就未来[R]. 北京：社会科学文献出版社，2007：39，48-49，67.

等,在 2010 年以前,该类报纸发行量稳定,年发行量在 400 万份左右,广告收入总额在 1 亿元左右。其中《中国老年报》《快乐老人报》等为数不多的几份老年报全国发行,其他近 30 家老年报均在各自地域内发行[①]。2010 年之后,整体报业受到新媒体冲击,老年报发行量也大幅度下滑。2014 年,发行量较好的《浙江老年报》年发行量为 130 万份。

(2)报纸媒体老年报道的内容分析

以两家面向全国发行的《人民日报》《南方都市报》,两家面向调研对象所在地区发行的《湖北日报》《楚天都市报》,共计四家报纸为例,进行了统计分析,采用定量化的内容分析法来探究四家报纸对老年人群体形象的呈现。

以"老年人""老年"为关键词,对 2009～2015 年慧科新闻数据库中收录有关老年人报道的报纸进行全面检索,剔除那些与老年报道相关度不大的报道、杂糅性的报道或者重复性的报道(包含新闻标题一致或者内容雷同)后剩余 136 条记录,涵盖老年人在其中出现的新闻,关于老年人议题的新闻,站在老年人立场上报道的新闻。其中包括老年人作为主体、老年人作为客体、与老龄化相关的一系列报道。综合参考其他文献进行类目建构,从三个方面对研究的样本内容进行编码和详细分析:

第一方面,老年报道中的价值倾向。根据报道中的概念以及报道的内涵将其划分为正面新闻、负面新闻和中立新闻。正面新闻是使受众产生对老年人良好印象的新闻,如老年人积极、乐观、健康、长寿等;参加公益活动,社区服务,敬老机构为老年人提供的便利与服务;志愿者、义工等群体的助老事迹;政府、企事业单位为老年人提供的优惠待遇;积极学习、走进老年大学等。中立新闻是报道中看不出明显价值倾向的新闻,如非事件性的政策性新闻报道。负面新闻是使受众产生对老年人不良印象的新闻,如跳广场舞影响到他人休息、老年人被害、被骗及老年人所参与的一些违法犯罪事件[②]。

第二方面,报道形象偏向。①积极形象:乐观、健康、长寿、老有所学、老有所乐等积极的日常生活;②中性形象:社会保障措施以及政策性的新闻报道;③消极形象:老年人年老多病、接受救助、被欺骗、被伤害等新闻事件。

第三方面,报道主题类型。①身体状况;②个人情感;③家庭生活;④物质条件;⑤社会保障;⑥兴趣爱好;⑦参加公益;⑧被欺骗、被伤害;⑨影响他人;⑩获得帮助;⑪维权;⑫老年人权益;⑬老年人服务;⑭老年人病情。

分析结果如下:

1)不同类型报纸老年人报道所占比例与数量存在很大差异

四种报纸老年人报道数量与所占比例如图 4.1 所示,共计有报道 136 篇,其

---

① 葛辉. 老年报的转型与启示[J]. 传媒,2014,(10):31-33.
② 华乐. 网络新闻对老年人的形象再现研究[J]. 新媒体与社会,2013(4):140-156.

中《人民日报》有报道 58 篇,《楚天都市报》有报道 38 篇,《湖北日报》有报道 30 篇,《南方都市报》有报道 10 篇。

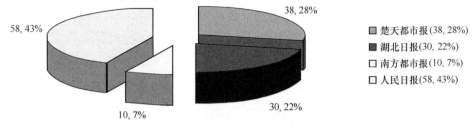

图 4.1　四种报纸老年人报道数量及所占比例图

由图 4.1 可知,全国性党报对老年人的报道数量最多,相比较而言,地方性党报和都市类报纸对老年人的关注度略低。

2）报道中老年人形象分析

对四家报纸 136 篇老年人报道中的老年人形象进行分析发现,报道最多的是中立形象,共计 100 篇,占比 74%;报道正面形象有 26 篇,占 19%;报道负面形象的有 10 篇,占 7%（图 4.2）。

在以报道中立形象的新闻中,主要是以中央政策、意见或者地方出台措施之类,而这些政策性的新闻报道,导致老年人的形象是模糊、无法具体判断的;在报道正面形象的新闻中,主要以赞扬老年人积极参加志愿者、社区服务、运动、主动提供帮助、乐观的心态、上老年大学,如 "英九旬翁硕士毕业　成为英国最年长的毕业生"[《南方都市报》(全国版),2012-05-29]、"博罗百岁老人已达 70 人"[《南方都市报》(惠州版),2013-10-15]等,但这些报道的只是一些国外或者国内的名人,而对于普通老年人来说,其不具有代表性;而在以报道负面形象的新闻报道中,主要为倚老卖老不讲理、碰瓷、假摔、讹人等。这些对老年人的负面报道极富张力,很容易造成并加深社会大众对老年人的刻板印象,认为老年人是倚老卖老、毫无生计能力全凭讹人、碰瓷为生,这样的报道非常不利于老年人形象的客观传播与建构。

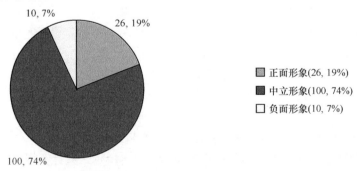

图 4.2　报道中不同价值倾向老年人形象分布图

## （3）报纸传播效果分析

通过对四家不同的报纸对老年人形象报道的内容分析，从中我们可以得出以下结论。

第一，报纸为老年人代言的机会不多。不论是大到全国性的党报，小到地方性的生活都市报都对老年受众不够重视，没有起到为老年人代言、发声的作用。在报刊为主的传统媒体中，从新闻选题到户外采访再到新闻编辑等从事新闻工作者中，鲜有老年人的身影。每个年龄层均有各自的生活、知识特征，新闻工作者在采写新闻时依赖的是自己长期积累的知识素养，在没有到达老年年龄层时是很难体会到老年人的生存状态的，更难以站在他们的角度上去考虑老年人自身问题。短暂的新闻采访交流时间有限、感触有限，并不能真正地代表老年人在媒体上发声[①]。

第二，对老年人的积极报道缺乏感染力。四家报纸对老年人积极形象的报道主要是"积极参加社区活动""乐观长寿""老有所学""志愿者""义工"。从中可以看出，这些报道或者形象体现了老年人积极主动地融入社会中、努力地为社会做贡献、发挥自己余热等，但这些积极形象的报道中的主人公大多只有老年人，让其他读者缺乏共鸣感，不易给人留下深刻印象。但其消极形象的负面报道中，总是涉及对其他人员的不利，如"扶不扶""讹人""碰瓷""被骗""倚老卖老"等，这些形象的呈现，不但强化了社会公众对老年人形象的歧视，更是对老年人群体的道德水平提出质疑，更加不利于老年人群体的社会融入。

## 4.3 网络信息服务

### 4.3.1 城市老年人的网络使用情况

城市老年人的网络使用调研结果如表4.6所示，70%的老年人从不或很少接触网络。通过手机上网的老年人比率高于通过电脑上网的比率，说明移动媒体更方便老年人接触网络。在使用网络的目的选择中，新闻所占比例最高。

表4.6 被调查老年人网络使用情况一览表

| 通过电脑上网 | 百分比（%） | 通过手机上网 | 百分比（%） |
| --- | --- | --- | --- |
| 从不 | 56.4 | 从不 | 50.1 |
| 很少（1～2次/月） | 15.7 | 很少（1～2次/月） | 21.9 |
| 有时（1～2次/周） | 20.0 | 有时（1～2次/周） | 15.9 |
| 经常（3～5次/周） | 6.8 | 经常（3～5次/周） | 8.9 |
| 非常频繁（6次以上/周） | 1.1 | 非常频繁（6次以上/周） | 3.2 |

对老年人上网内容进行研究调查，各内容类别所占比例分别为：新闻资讯类

---

[①] 华乐. 网络新闻中老年人形象塑造研究[J]. 青年记者, 2013, (35): 46-47.

（53.7%）、娱乐类（34.0%）、交流（8.0%）、游戏（4.3%）。

### 4.3.2 政府部门主办的老年人门户网站

现在有许多专门的老年人门户网站，共可分为两大类。一类是由政府部门主办的，主要是各级老龄工作委员会的官网。图 4.3[①]是全国老龄工作委员会办公室的官网截图，该网在主标题"全国老龄工作委员会办公室"之下的副标题为"中国老龄门户"。

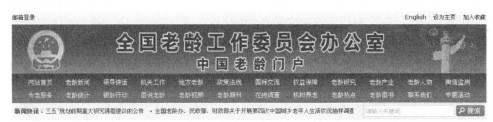

图 4.3 全国老龄工作委员会办公室官网标题栏

（1）网站内容

全国老龄工作委员会办公室（以下简称老龄办）设在民政部，是我国开展老龄工作的国家级政府部门。该网站内容主要包括：

1）老龄新闻。国家及各地市、县、区的老龄工作新闻。

2）领导讲话。领导在各类型老年工作会议上的讲话稿，如全国老龄办新闻发布会、全国老龄宣传工作会议、中国老年文化艺术节全国舞蹈大赛开幕式等，这部分内容数量不多，更新较慢。

3）机关工作。主要是成员单位的涉老工作动态，如国家卫生健康委员会下一步将重点发展医养结合的社区居家养老模式；商务部、民政部关于鼓励外国投资者在华设立营利性养老机构从事养老服务的公告等。

4）地方老龄。主要涉及各地方老龄工作动态，如来自于东台市老龄办的"东台市构筑起'四位一体'的老年精神关爱体系"；来自于昌吉州老龄办的"昌吉州提早谋划 2015 年老龄重点工作"，来自于《联合时报》的"上海市城市养老服务体系亟待完善"等。

5）政策法规。主要涉及国家及各省、自治区、直辖市关于老年人工作的政策发布和法规制定。如来自于《兰州晨报》的"甘肃出台新规：养老机构所设医疗机构可纳入医保"；来自于陕西省老龄办的"陕西省实施《中华人民共和国老年人权益保障法》办法——陕西省人民代表大会常务委员会公告[十二届]第 21 号"等。

6）国际交流。主要是其他国家老龄工作的动态，如来自于《光明日报》的

---

① 数据获取时间为 2015 年 1 月 5 日。

"俄罗斯将提高退休年龄"等。还有一些联合国和其他国家的老龄工作项目实施情况，如来自于嘉兴老龄委的"联合国人口基金第七周期老龄项目调研工作在嘉兴市展开"；来自于全国老龄办国际部的"马德里老龄问题国际行动计划第二次区域回顾及评估亚太地区政府间会议筹备会议在北京召开"等。

7）权益保障。主要涉及各省、市老年人助老维权工作动态。如来自菏泽市老龄办的"菏泽市法院系统积极开展老年维权活动"；来自于《西安晚报》的"陕西：侵害老年人权益的投诉应速查"等。

8）老龄研究。对老龄工作的工作研究、战略对策和理论前沿。如来自《南方日报》的"养老服务需要社区发展思路"的作者在对几家公办养老院做调研后发现，地理位置偏远的公办养老院受欢迎度低，很多老年人在安排自己的养老居所时，非常看重地点，喜欢与孩子比邻而居，方便照应和维持彼此关系。来自于《东方早报》的文章从现状、问题和措施应对等不同方面论述了"老龄化是一个不可逆转的趋势"。

9）老龄产业。包括智能化养老、老年人才、老年图书、养老机构、老年大学、老年用品等各方面老年人产业信息与动态，并设置了相应栏目链接。智能化养老版块，如来自于《天府早报》的"成都：'电子保姆'24小时服务老年人"；《科学时报》的"物联网让养老智能化"；老年人才版块包括老年人才政策、基地、数据库，"老年人才网"——中国老年人才门户五个栏目。截至 2015 年 2 月 22 日，老年人才政策版块只有三条新闻，分别是中办发〔1986〕32 号的《关于发挥离休退休专业技术人员作用的暂行规定》《中共中央国务院关于进一步加强人才工作的决定》和中办发〔2005〕9 号中共中央办公厅国务院办公厅转发《中央组织部、中央宣传部、中央统战部、人事部、科技部、劳动保障部、解放军总政治部、中国科协〈关于进一步发挥离退休专业技术人员作用的意见〉》的通知；老年人才基地栏目有"全国老年人才基地"项目申报表、全国老年人才基地建设方案、全国老年人才基地管理办法（试行）三条内容。老龄图书版块的链接直接跳转为网站主页，没有自己独立的内容；养老机构内容共计 623 条，主要是各地方的养老机构工作动态。如来自民政部门门户网站的"上海对非营利性养老机构实施'以奖代补'扶持政策"；老年大学是各地老年大学的建设和发展动态，共 708 条记录，如来自于杭州市老龄办的"杭州市下城区'银发族'在家门口自办社区老年大学"；来自《齐鲁晚报》的"通宵排队、数百老人'抢'大学"，来自《济南日报》的"'老年大学热'的背后：一笔一划写寂寞"等。老年用品版块共有 58 条记录，如来自《北京晨报》的"唤醒'银发经济'老年家居市场开发空间大"，来自《人民日报》的"国内养老服务管理软件问世"等。

10）老龄人物。敬老和行业典型，共计 1328 条。如来自《沈阳晚报》的对全国离退休干部先进个人孔素兰的报道"一位退休老人的'三字经'"；来自重庆市九龙坡区民政局的"重庆协和医院为老人开展免费'套餐'体检"等。

11）舆情监测。借助数理统计和互联网技术，监测平面媒体和互联网关于老年人的新闻信息及各方面评论，做出统计图表，给出分析意见。网站可免费浏览实时监测摘录，但每月的舆情报告需付费下载。

12）为老服务。各地市的老年人服务工作动态，共有 4449 条记录。如来自《海口晚报》的"海口启动计生家庭养老照护试点"，来自河北新闻网的"石家庄：志愿者进社区让空巢老人重拾欢声笑语"。

13）老龄统计：各省市县老年人口数量、占总人数比例，百岁老年人口数量等的数据，共计 457 条记录。如来自《长江日报》的"武汉人口老龄化程度加剧：60 周岁以上人口占 18.86%"，来自《城市商报》的"苏州老年人超 159 万去年一年增 8 万"等。

14）银龄行动：各地方"银龄行动"的工作动态，共计 302 条。如来自烟台老龄办的"烟台市实施'银龄行动'组织老年人参与社会再立新功"，来自《解放日报》的"2014 沪疆银龄行动招募志愿者"等。

15）图说老龄：以文字结合图片的方式对老龄工作的报道集锦。共计 908 条记录。

16）老龄视频：老龄工作和老龄人物的视频链接，共计 23 条。

17）老龄期刊：提供 3 种老龄期刊的在线阅读。

18）在线调查：对老年人切身利益问题的问卷调查，如您喜欢哪种养老方式：居家养老、社区养老、家庭养老。可投票并查看结果。

19）机构养老：共有 0 条记录。

20）老龄热点：主要是关于养老社会保障的相关问题，共计 493 条。如来自《人民日报》的"三问生育政策放宽：普遍二孩能缓解老龄化?"，来自《西安日报》的"铁饭碗被打破今后咋养老"等。

21）老龄图书：共有 0 条记录。

22）专题活动：关于老年人的专题活动相关内容，共计 11 条。标题或通过链接跳转至专题网站，如"中国老年人权益保障专题"的链接是新修改的《中华人民共和国老年人权益保障法》的专题网站；或呈现专题相关内容，如"基层老年协会建设"的专题下共有 73 条记录。

（2）网站布局

该网站布局简洁，首页布局紧紧围绕自己的内容分类，如图 4.3 所示首页头部以大标题的形式标出了自己的网站所属部门和内容主旨，并给出了清晰的栏目导航。首页的其他内容展示出了各个栏目的最新信息，图 4.4[①]给出了网站首页头部下的分栏。展示出了"老龄新闻""领导讲话""机关党建""地方老龄亮点"等

---

① 数据获取时间为 2015 年 2 月 16 日。

栏目的最新内容。

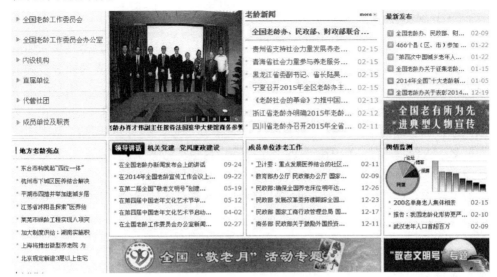

图4.4　全国老龄工作委员会办公室官网分类栏

该网站的优点在于内容全面，涉及老龄工作的各个方面。从关于老年人的社会新闻到各地老年人的工作动态，从出台的老年人政策法规到各地机关部门的助老维权，从现象级的老龄产业状况到理论级的老龄研究，从为老服务工作实践到平面、网络新闻媒体关注老年人的实况监测。且全网站无任何广告内容，在其他老年人网站中，"机构养老"是内容最为丰富的一栏内容，各民营养老机构的宣传让人眼花缭乱，但本网站"机构养老"下内容显示为0条。此网站只有自己的主题及相关内容展示，简洁干净，没有医药产品广告。

（3）网站使用体验

该网站在搜索引擎中的标题是"全国老龄办官网"，"内设机构""领导讲话""机关党建"等都占据着网站首页较为显著的位置，如图4.4所示。前有所述，该网站老年人内容全面专业，有来自于国家部门的官方信息，有来自于国家级和各省市平面媒体的老年人新闻，且无广告、无经济利益导向，客观公正，可以说网站在切实发挥中国老龄门户的作用。虽然该网站内容上较其他老年人网站有很多难能可贵的优点，但政府部门的角色定位容易让人先入为主，认为网站主要是老龄政府部门工作的宣传工具，从而模糊网站全面真实地展现老年人个人和社会现实的宗旨，可能会造成一些用户的流失。

### 4.3.3　非政府部门主办的老年人网络门户

非政府部门主办的老年人网络门户网站是老年人网络信息服务的另一重要提

供商。

### （1）网站注重宣传，标题有一定的噱头

非政府部门主办的老年人网络门户一般都有一个比较响亮的宣传口号，如由北京天士力文化传媒有限公司运营的养老网的副标题是“中国最大的养老机构信息平台”，见图 4.5[①]；“枫网”是《快乐老人报》官方网站，其在搜索引擎中出现的网站链接的全称为“枫网_黄金年华 快乐生活_中国最大的中老年人网站”，见图 4.6[①]；“中国老年网”介绍的第一句为：全球华人老年第一门户网站，是中国最大的老年人门户网站；中国最早的老年类门户网站，见图 4.7[①]与图 4.8[①]。从积极的意义来说，网站都注重自己的宣传和运营，有着较好的市场竞争意识；从消极的意义来说，这样的标识，并未有官方的认证或者具体的统计数据说明，真实性尚待考证。

010-58658596 登录 注册
加入收藏 在线帮助 加关注 2975 养老网 1792
养老网
Yanglao.com.cn
中国最大的养老机构信息平台
城市列表
搜索
热门搜索： 北京养老院 青岛养老院 杭州养老院 大连养老院

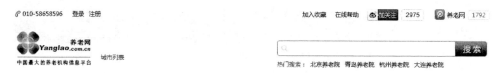

图 4.5 养老网首页截图

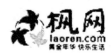

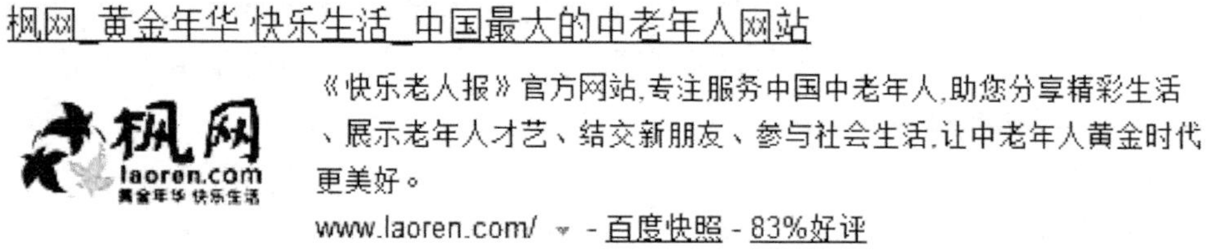

枫网_黄金年华 快乐生活_中国最大的中老年人网站
枫网
laoren.com
黄金年华 快乐生活
《快乐老人报》官方网站,专注服务中国中老年人,助您分享精彩生活、展示老年人才艺、结交新朋友、参与社会生活,让中老年人黄金时代更美好。
www.laoren.com/ - 百度快照 - 83%好评

图 4.6 枫网百度搜索图

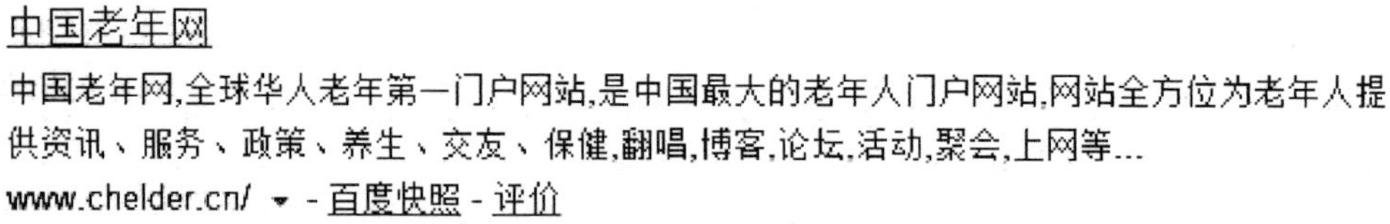

中国老年网
中国老年网,全球华人老年第一门户网站,是中国最大的老年人门户网站,网站全方位为老年人提供资讯、服务、政策、养生、交友、保健,翻唱,博客,论坛,活动,聚会,上网等...
www.chelder.cn/ - 百度快照 - 评价

图 4.7 中国老年网百度搜索图 1

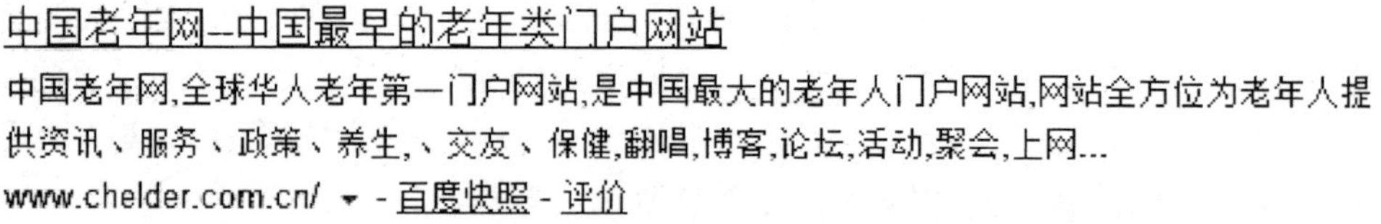

中国老年网--中国最早的老年类门户网站
中国老年网,全球华人老年第一门户网站,是中国最大的老年人门户网站,网站全方位为老年人提供资讯、服务、政策、养生,、交友、保健,翻唱,博客,论坛,活动,聚会,上网...
www.chelder.com.cn/ - 百度快照 - 评价

图 4.8 中国老年网百度搜索图 2

① 数据获取时间为 2015 年 3 月 1 日.

（2）网站内容可靠性与布局合理性参差不齐

分别以"养老网""枫网""中国老年网"的网站内容为例。

"养老网"是一个中介信息平台，为老年人及其周边人群提供在线查询养老院、敬老院、老年公寓等相关信息及配套服务，为养老机构提供信息展示平台。栏目包括养老院查询、养老院招聘、养老动态等，养老机构可在该网站了解机构申办、养老院管理制度、养老院政策等相关信息；老年人及其周边人群可通过该网查询本地、异地养老院的机构类型、机构性质、地址、床位、收住对象、收费、设施情况、服务内容、联系方式等。除官方的政策性信息之外，养老院的相关信息都是由各个养老院自己提供的，从信息可靠性来说，不可全信；且很多养老院的相关信息缺失，以"暂无详细介绍，具体详情请致电咨询！"一言概之，见图 4.9[①]。用户对养老院的使用反馈，网站建设有用户评论系统，但笔者随机查看了 50 家养老院，评论条目皆为 0 条，见图 4.10[①]，用户信息反馈机制没有发挥作用。

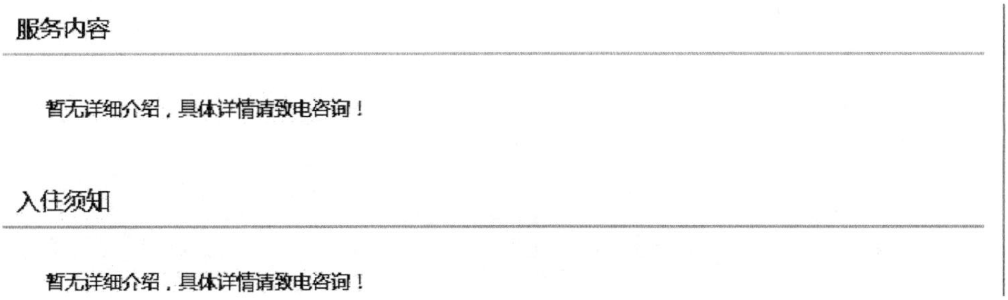

图 4.9 养老网网页信息截图 1

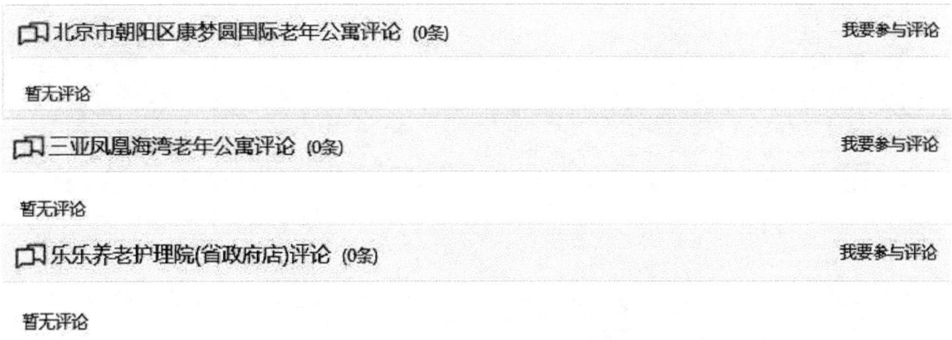

图 4.10 养老网网页信息截图 2

"中国老年网"包括.com 国际域名和.cn 国内域名两个不同域名的网站，皆由中国老年大学协会中医研究委员会主办，网站宗旨为"关爱老人 用心开始"。网站 2005 年上线。两个网站布局有所不同，内容大体相同：夕阳论坛、旅游度假、

---

① 数据获取时间为 2015 年 3 月 1 日。

老年保健、视频中国、老年法规、家庭医生、老年养生、记者专栏、鹤年养生、新闻中心、老年博客、中国养老、征婚交友、休闲生活、展会活动、老年调查、老年风采、曲艺恩华、书画赏析等主题栏目,每个栏目下都有相应的链接。中国老年网的服务对象是全球的中老年人士,以满足老年人上网的精神需求为服务目的。其中征婚交友、老年博客、夕阳论坛、全国特约通讯员撰稿的"特约栏目"是其主打的几个主题栏目。整体而言,中国老年网作为专门针对老年人的网络门户网站,内容丰富,提供了大量的国内外新闻、生活技巧、医疗保健、征婚交友等信息。

中国老年网在为老年人提供各类信息的同时,也为各色医药广告提供了信息平台。网站首页除了各主题最新内容的链接外,各式医药广告充斥其中,并占据了较大的网页篇幅,如图4.11[①]所示。其"鹤年养生"专栏的链接页面直接为各式广告宣传页,如图4.12[①]所示。

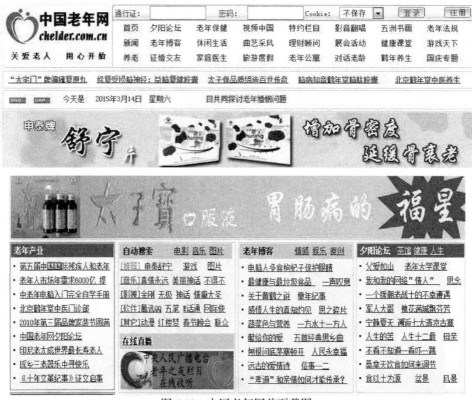

图4.11 中国老年网首页截图

---

[①] 数据获取时间为2015年3月14日。

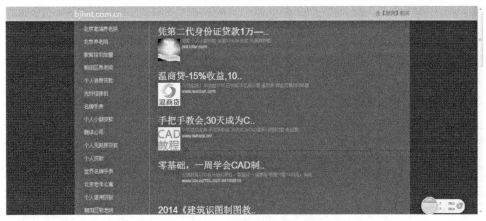

图 4.12　中国老年网内页截图

中国老年网提供资讯、服务、政策、养生、交友、保健、翻唱、博客、论坛、活动、聚会、上网等多方面服务，网站在首页把这些内容的链接全部显示出来，首页按 100%的显示比例浏览时，大部分内容链接的字体比 5 号字还要小，用户浏览时非常容易导致眼睛疲劳，而且过多的内容显示易引发用户的焦躁情绪。

"枫网"作为《快乐老人报》的官方网站，是 3 个网站中布局最为合理的，虽然网站有 20 多个栏目，如历史秘闻、知情之歌、原创作品、放眼世界、孝敬父母、老年权益、中老年时尚、健康养生、评说热议等，但它对这些栏目进行了大致分类，分为了四大类（看点、养老、生活、论坛），使页面看起来更加简洁、指导性也更强，如图 4.13[①]所示。

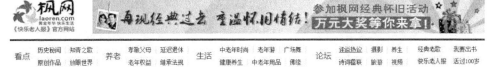

图 4.13　枫网首页导航栏截图

"枫网"首页在每个大的类别间都有大字导航和分类栏，并注重颜色对比、文字和图片的合理编排，重点突出，如图 4.14[①]所示。从"枫网"可看出传统的报纸编辑在图文编辑上的深厚功底。

当前的老年人网站都重视论坛、博客等老年人网络互动的栏目建设，前有所述，"养老网"的网友反馈极少。"中国老年网"和"枫网"建设有专门的博客和论坛栏目，老年人的留言帖子相对较多。但这些帖子的数量有着明显的"20/80"特征，即 20%的活跃会员发布了 80%的帖子，并彼此间有言语

---

① 数据获取时间为 2015 年 3 月 14 日。

互动，其他 80%的老年人或者发言很少，或者只是浏览，不发言。图 4.15[①]是枫网的夕阳红论坛下"七嘴八舌"子栏目的版块主题截图，图中方框中的内容是每个帖子的浏览量与留言量，上面的数字是留言数量，下面的是浏览数量。从中可知，留言数与浏览数量的最大比率为 1.7%，最小比率为 0.5%。由此可知老年人的网络互动活跃度是比较低的。在该论坛随机选择了 3 天的帖子，共有帖子发布 40 条，其中陈立军发布了 16 条，占到了总量的 40%，部分内容见图 4.16[①]。

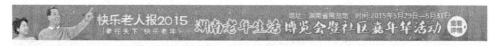
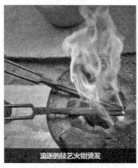

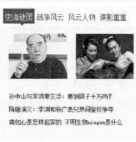

图 4.14　枫网首页截图

图 4.15　枫网"七嘴八舌"论坛页面截图 1

---

[①] 数据获取时间为 2015 年 3 月 14 日。

| | | | | | |
|---|---|---|---|---|---|
| 看看那些被误传了几千年的俗语，我们这是跟着老祖宗在犯错啊 | | 老街坊<br>2014-12-2 | | 11<br>979 | 陈立军<br>前天 21:26 |
| 谜面加注谜一 | | 孙守誓<br>前天 08:09 | | 6<br>246 | 孙守誓<br>前天 17:19 |
| 七张图告诉你"不动产登记"对你的影响！ | | 窦清月<br>4天前 | | 11<br>504 | 心会笑<br>前天 16:20 |
| 谜面加注答案 | | 孙守誓<br>前天 08:05 | | 10<br>235 | 孙守誓<br>前天 15:40 |
| 老人摔倒无人扶遭碾身亡，拿什么化解"扶不起"的困惑？ | | 退号<br>2015-2-5 | | 9<br>684 | 陈立军<br>前天 15:19 |
| 过年七天乐，算算这个春节你花了多少钱？ | | 快乐的黄先生<br>4天前 | | 11<br>532 | 幸福如水<br>前天 14:05 |
| "压岁"成"压力"，压岁钱何时能返璞归真？ | | 不倒翁<br>3天前 | | 10<br>540 | 陈立军<br>前天 12:03 |
| [转载]赵本山教我学数学之二：这个洞从哪里来的，有图有真相 | | hxq1940<br>4天前 | | 15<br>620 | 梦紫江南<br>前天 11:54 |
| 66岁"中国第一美妇"的好身材居然是这么来的...... | | 暮色依然<br>3天前 | | 9<br>1299 | 梦紫江南<br>前天 11:43 |
| 一代女皇武则天何以80岁齿发不衰？ | | 空谷闲人<br>3天前 | | 9<br>746 | 山林绿<br>前天 09:31 |
| 我的小孩为什么生下来比他爷爷还老？！ | | 八条<br>8天前 | | 9<br>613 | 陈立军<br>3天前 |
| 少女遭父母裸囚5年，悲情背后的人性何在？ | | 杜鹃啼血<br>3天前 | | 9<br>711 | 陈立军<br>3天前 |
| 新年春晚你最喜欢哪个节目？ | | 幸福如水<br>6天前 | | 19<br>561 | 幸福如水<br>3天前 |

图 4.16　枫网"七嘴八舌"论坛页面截图 2

## 4.4　老年服务机构提供的信息服务

### 4.4.1　老龄委办公室

我国政府建设有专门的老年人工作系统，在国家一级是全国老龄工作委员会办公室，为国务院副部级事业单位，由民政部代管，在各省、市、县、乡（镇）设立有老龄委办公室，如图 4.17 所示。

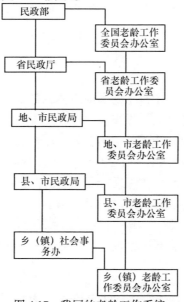

图 4.17　我国的老龄工作系统

各级别老龄委办公室要了解掌握自己所属行政区域范围内老龄工作情况，及时反馈老龄工作信息，是领导决策老龄工作的参谋单位；协调安排老龄工作重大问题和主办重大活动，开展老龄事业的调查研究工作，为领导了解老龄现状提供依据。这些调研工作的总结是当前老龄委办公室信息提供的主要内容。从职责内容可知，各级老龄委办公室是政府对老龄工作的一个综合协调机构。

各老龄委要制定本行政区域内的老年人单项工作的方法，并以文件的形式发送至相关部门。信息的发布一般以通知的形式通过官方正规渠道发放。如北京市老龄委办公室制定的《北京市老年人社会保障和社会优待办法》通过北京市人民政府办公厅转发给各区、县人民政府，市政府各委、办、局，各市属机构，编号京政办发〔2013〕30号[①]。

老年人口统计，老龄事业发展状况调查，向社会宣传要弘扬敬老、养老、助老的传统美德是老龄委的重要工作。老龄委直接打交道的人员是政府相应部门，工作的着眼点是面向全社会的宣传，与老年人群体直接接触的机会不多。田野访谈中，武汉市老龄委的工作人员对自己的工作总结如下：

"现在由我们牵头的最基本工作就是老年人数量的调查统计和收录上报，这项工作比较好完成，因为国家各级行政单位建制完全，从最基层的社区和村一级一级的报上来，我们综合一下就可以了。然后是老年人优待证的办理和不同年龄段老年人的制表，国家规定高龄老年人享受经济补贴的花名册总表都在我们这里。其他的就是从2010年开始的'敬老月'活动的开展和宣传。现在的核心工作是宣传，加强人们对老龄化社会的认识和重视。"

"我们说是老龄委，平时和老年人打交道也不多，来上访的老年人毕竟是少数。"

## 4.4.2 老年大学

（1）老年大学概述

改革开放初期，老年大学是主要面向退休老年干部的老年人教育服务机构。随着老龄人口的增加，老年大学逐步面向社会招生。

老年大学大多是政府事业单位。以山东老年大学为例，1983年6月4日创立的山东省红十字会老年大学是我国第一所公办老年大学，现改名为山东老年大学，为正厅级参照公务员管理事业单位，归口省委组织部，由省委老干部局协助管理。学员以省直机关离退休干部为主，面向社会招生。截至2014年12月，该校共开设了书法、国画、体育、文学、声乐、舞蹈、电脑、英语、摄影等60个专业、770多个教学班，在校注册学员18 000余人，累计毕业学员达3.7万余人。虽然老年大学计划招生数持续

---

[①] 北京市人民政府办公厅.北京市人民政府办公厅关于转发市老龄工作委员会办公室北京市老年人社会保障和社会优待办法的通知（京政办发〔2013〕30号）[Z].2013-06-27.

增加，但远不能满足老龄化加速进程中老年人的求学需求。农工党山东省委在建议社会力量参与老年大学办学的提案中写道"2014年11月6日是省老年大学报名的日子，5日中午就有人排队，带着被褥，几百人晚上在报名处过夜，连续3天，有人形容堪比春运"[①]。同样的情形出现在福州，2015年1月12日至14日，福州老年大学春季招生第一次新生报名，1400多名老年人到现场，一门能安排70多名学员的课程，在一个多小时内就被抢报一空。该校2015年度的工作计划是开设11个系、75门课程、259个班，招生学员9719名。春季招生第一次报名人数6739人次，比2014年增加2011人次。唱歌、跳舞、计算机等是最受老年人青睐的专业。唐山、武汉等地的老年大学报名时都出现了类似门庭若市的状况。

当前老年大学大多属于公益性，价格相对社会上的培训机构优惠很多是其火爆原因之一。武汉老年大学的钢琴课一学期16节课只要240元，相当于社会培训机构1节课的价钱；武汉市某部级单位老年大学每门课学费50元/学期；广州市老年干部大学的学费一般在150~350元/学期。

（2）老年大学的信息服务

第一，老年大学是专业的老年人教育服务机构，为老年人提供传授知识的服务。知识是对信息之间联系的提炼，是信息本质、原则和经验的体现[②]。老年人通过学习增长知识、丰富生活、陶冶情操、促进健康、服务社会。第二，老年大学在为老年人提供学习知识的场所和资源的同时，还是重要的信息交流场所。和有共同兴趣爱好的人共同学习、一起交流对老年人生活有着积极的意义。老年人A说："我中午也不回家，上午上完课，下午还有，家里就我一个人，不需要回去。"老年人B说："退休之后，很多老朋友都因为种种原因不常见了，在这里（老年大学）交到了很多新朋友，感觉蛮开心。"当然，学习新知识可以大大充实老年人的生活。"毛毛（孙子）上幼儿园之后，我闲下来了，一下子很不适应，经常瞎想，和儿子、儿媳妇关系也不好，后来开始学钢琴，他们的事情我也不太理了，关系反而好了，现在我钢琴已经上到高级班了。"

老年大学是有一定时代背景的产物，当前很多城市的老年大学仍是"老年干部大学"，比如广州市老年干部大学；还有很多单位大学挂"老年干部大学"和"老年大学"两块牌子，新建的很多大学直接以"老年大学"命名者居多。从其发展历史可以看出我国老年人教育服务工作的发展轨迹。我国的老年人工作起源于服务少数人群的离退休干部工作，现在的发展趋势是要将服务对象扩大为整个老年人群体，故出现了人、财、物等各种服务资源不足的问题。从老年大学的现况来看，存在教师的不足，大多为兼职教师，职称评定、待遇等有

---

① 生活日报.老年大学供不应求，应加大扶持[EB/OL].[2015-1-30]. http://www.cncaprc.gov.cn/contents/22/72279.html.

② 荆宁宁，程俊瑜.数据、信息、知识与智慧[J].情报科学，2005，23（12）：1786-1790.

别于专职教师，队伍不稳定；设施的不足，笔者走访了 H 社区老年大学，桌椅、教室的设备都是 20 世纪 90 年代的配置（图 4.18[①]），桌椅掉漆、破旧；场地的不足，很多城市的老年大学都出现了"一座难求"的局面，这些老年大学寻新址、扩校区的现实需求迫切。

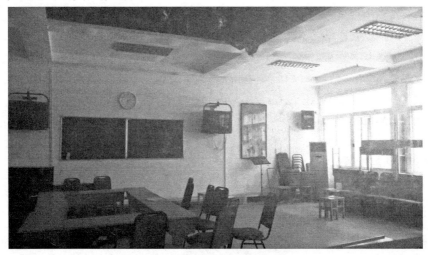

图 4.18　老年大学活动室照片

### 4.4.3　居家养老信息服务中心

（1）政策背景

居家养老是城市老年人最青睐的养老方式。居家养老（服务），是指以家庭为核心、以社区为依托、以专业化服务为依靠，为居住在家的老年人提供以解决日常生活困难为主要内容的社会化服务[②]。服务内容包括生活照料与医疗服务以及精神关爱服务。主要形式有两种：由经过专业培训的服务人员上门为老年人开展照料服务；在社区创办老年人日间服务中心，为老年人提供日托服务。

2011 年 9 月 17 日，国务院印发的中国老龄事业发展"十二五"规划中老龄服务发展任务中的第一条便是"重点发展居家养老服务"。在其中明确提出加快居家养老服务信息系统建设，做好居家养老服务信息平台试点工作，并逐步扩大试点范围。培育发展居家养老服务中介组织，引导和支持社会力量开展居家养老服务。从中可知，居家养老信息服务中心（或平台）主要起到的是信息中介的作用。

（2）服务现况

当前"送上门"的居家养老服务大多通过信息服务中心来实现。老年人通过

---

① 照片拍摄时间为 2015 年 1 月 18 日。
② 李文君. 城市老年人养老服务需求及洛阳市养老机构的分析[J]. 中国老年学杂志, 2011, (13): 2541-2543.

热线或一键通手机与信息服务中心联系。百步亭社区居家养老服务中心经武汉市民政局同意,与中国联通、星海公司等合作分 7 批为该社区老年人发放一键通手机 600 余部,老年人可通过该手机与养老服务中心通话。该居家养老服务中心,成立于 2013 年 9 月,为老年人提供订餐、家政、物业维修等信息中介服务,其提供的价格比市场价略低,如打扫卫生,市场价 30 元/时,老年人服务价格 25 元/时。因为一键通手机并非只有一个键,它的多功能往往会造成老年人心理上的使用负担。百步亭社区发放一键通后,很多老年人不会用,为此该社区居家养老服务中心的工作人员前往各小区开展专项培训多次,有一定成效,在培训后,来电率明显增加。2014 年,该服务中心每天接电话约 100 多个。

相比较而言,传统电话就可拨打的热线较一键通手机的使用率更高,覆盖面更广。上海市杨浦区的海阳老年事业发展服务中心的 96890 平台,老年人可通过拨打 96890 热线与信息中心取得联系。该服务中心占据了一个楼层,共有 300 个座席,一部分席位为老年人提供电话关爱,其他的接受老年人的电话预订服务(有 3000 余家服务供应商);在服务中心配置有大型屏幕显示的电子地图,地图根据鼠标点击,呈现老年人的信息、健康档案、需求、服务时间、收费等信息。该服务中心 2010 年 8 月开通,截至 2014 年底,"关爱电话"呼出量超过 650 万人次,各种服务需求呼入量约 21 万人次,服务老年人超过 40 万。该服务中心已托管了上海 4 个区、23 个街镇的助老员队伍。①武汉市的百步亭居家养老中心,位于百步亭社区服务中心楼内,面积有 60 平方米,共有 12 个席位,全部用来接受老人的电话预订服务(有 1200 多家服务供应商)。用户信息以发放一键通手机的老年人为主,有 600 余名用户档案,社区其他老年人档案信息尚未建立。从以上比较可知,由社会机构提供的居家养老服务各地发展状况差异较大。

老年人服务要求专业性强,居家养老服务中心作为中介机构,对服务质量相关信息提供不足。除一般的保姆和家政服务,老年人对医疗护理、人文关怀等有更多的需求,这需要服务人员接受专业知识和技能培训。当前的居家养老服务中心主要作用为信息中介,对服务提供商的资质等的考核工作欠缺,往往依靠老年人的试用来进行服务商的优胜劣汰。截至2014年底,百步亭居家养老服务中心共有1200多家合作商家,商家服务质量良莠不齐。"有的小时工打扫得挺干净,有的就不行,都得试试。"呼叫居家养老服务中心多次的王阿姨说。另外,在合作商家上千的宣传背景下,很多居家养老服务"内部一条龙"。百步亭集团是一家大型的民营企业,百步亭社区居家养老服务中心提供的订餐、家政和物业维修等服务大多由百步亭企业的相关单位承管,居家养老服务中心在为老年人免费联络相应服务的同时,也控制了老年人对服务商的选择。

---

① 叶锋. 没有围墙的养老院[J]. 老年教育(长者家园), 2014, (2): 28.

## 4.5 其他机构提供的信息服务

### 4.5.1 社  区

社区通常指聚居在一定范围内的人们所组成的社会生活共同体。根据 2000 年 11 月《民政部关于在全国推进城市社区建设的意见》，目前中国城市社区的范围一般指经过社区体制改革后做了规模调整的居民委员会辖区。根据社区要素发育成熟的程度，可将社区区分为初型社区（社区功能不完备、社区意识淡薄）、成型社区（有完善的功能设施，居民认同与满意程度高）。一般认为在中国城市社区建设中，存在区、街道和居委会辖区三级社区网络，居委会辖区是最小的社区单元。居委会社区的划分有四种类型：①按照居民居住和单位的自然地域划分的板块型社区；②以封闭型居民小区为主的小区型社区；③以职工及其家属聚集区为主的单位社区；④以产业功能为主的功能型社区（如高科技开发区、金融商贸开发区、文化街、商业区等，从概念上不同于前述非地域性的以特定人群为主体的功能型社区）。中国城市城乡社区的公共管理具有浓厚的行政色彩。"十二五"规划中要求加强老年社会管理工作。各地成立老龄工作委员会，80%以上退休人员纳入社区管理服务对象，基层老龄协会覆盖面达到 80%以上，老年志愿者数量达到老年人口的 10%以上。

老年人服务是社区服务的基本内容，这是学界和政府部门早有的认知。他们认为，社区应承担的老年人服务主要有五个方面[①]：一是养老服务，包括传统家庭养老、机构养老和居家养老三种方式。传统家庭养老就是老年人基本上同子孙后辈们一起生活，由子女们赡养、照料。机构养老是指老年人集中在敬老院、福利院、托老所、干休所等养老机构居住养老。居家养老即社区养老，就是老年人居住在自己家中，由社区上门提供服务。二是健康服务，包括疾病医疗方面的就医、用药、护理等服务，病体康复方面的理疗、按摩、疗养、食疗等服务，日常保健方面的身体检查、医疗保健知识讲授、健身活动组织指导、就医用药咨询等服务，关注老年人心理健康的服务。三是生活服务，主要有洗衣、洗被、洗澡、理发、送米、送奶、打扫卫生、代购物品、介绍保姆、代请医生、代煎汤药等服务。四是娱乐服务，包括创设老年大学，举办各种知识讲座，组织文体等活动。五是法律服务，如举办法律讲座，使全社会尊重老年人的合法权益；向老年人提供法律帮助，维护其合法权益等。通过老年人服务，实现老有所养、老有所医、老有所学、老有所乐、老有所为的目标。

笔者对发放调查问卷的社区主管人员进行了访谈，H 社区是典型的老龄化社区。截至 2014 年 12 月，常住人口 1 万余人，60 岁以上的老年人 2000 多人，占总人数的 20%。其中 80 岁以上的老年人 462 人，90 岁以上的老年人 46 人。

---

① 汪大海，魏娜，郇建立. 社区管理[M]. 北京：中国人民大学出版社，2009：45.

社区管理人员对老年人从个人感情角度是关心的。

"每个人都会变老，我父母在农村，等我父母年龄再大些，我也会把他们接到我住的小区。"

但对社区的老年人工作，社区主管直言有难度。

"现在的老年人工作是听上去很美，我们的工作概括起来就三样：统计数据、发放补助、组织文体活动。社会上的呼吁很多，落实起来很难。"

当前社区老年人信息服务主要是信息收集与传递服务。首先是老年人口的数据搜集。掌握所辖社区老龄人口趋势变化的第一手数据。老龄化的 H 社区主管人员说：

"我们社区老年人最多，到民政部备案领经济补助时，身份证、户口本复印件一大堆，很多社区就几张。"

"我们社区的老年人群一直在增加，每季度递增 5%。"

其次是与老年人相关信息的发布，如领取补助、免费体检、党员开会等，当前尤以领取老年人补助为重。主要是口头传播，通过社区栋长来做工作。H 社区栋长有 105 个，退休人员占到了 90% 左右，也有在职的。H 社区主管人员说：

"老年人的工作主要靠栋长，我们联络栋长，栋长通知下去或者老年人有什么需要注意的事情就会告诉我们。"

传统的公示栏贴布告是社区最重要的信息发布方式，但使用时未注意到老年人的特点。如 H 社区的《武汉 65 岁以上老年人免费体检告居民书》，通过布告栏张贴，2 米×3 米的公告栏上，张贴着一张 8 开大的白色纸，字体四号。正常青年人看都得靠近了看，老年人看更费力气。流行的在线会话软件也有使用，H 社区的微信 2014 年 12 月份开通，QQ 群使用时间较长，主要是发布会议通知，共有成员 183 人。这两种通信工具的参与成员中鲜有老年人。

当前社区老年人工作存在两大掣肘：

第一，老年人工作缺乏联动性。如前所述，全国老龄委及其下属各级老龄委属于综合协调机构，除老龄委自身机构人员外（且人员编制较少），没有实际的人、财、物的管理权。老年人工作往往牵涉很多职能部门，各职能部门应负的职责没有明确的规定。在各自求出政绩的思维下，老年人工作成了被动"求人"的工作。合作的主动权大多掌握在其他单位手中，如卫健委、教育部、商务部、发展改革委员会、文化部、司法部、人力资源和社会保障部等。老年人工作只是这些部门众多工作内容中的一项，很多时候是不被重视的一项。

第二，大部分社区工作人员为问题导向型的工作方式，沉默的老年人群问题易被忽视。

"当前社区的主要问题是流动人口的管理，经常接到其他居民的投诉，有的流动人员简直是社区的'祸害'，非常头疼。"

"我的工作目标是在任期内不出现空巢老人死亡在家却无人知晓的事情。前两年L社区就出现过，新闻上都报道了，从我任职的第一天起我就保证，绝不让类似的事情在我任期内出现。"

——H社区主管

"目前最关注的是上班族们，因为社区网站上经常有他们的对社区工作不满的留言，那个留言所有人都能看到，影响不好。"

"老年人工作我们很注重，过年、大节我们都会送一些米、粮油之类的去慰问，当然，主要针对高龄老年人。昨天领导刚来检查了我们的社区养老中心。"

——B社区主管

备注：在对B社区主管人员采访前，笔者已先行去了该社区的养老中心，正常工作日，房门紧锁。

社区工作人员分口不多，共有"八大员"：低保、社保、医保、信访、残联、安保、综治、治安协管。在分口不多的情况下，社区工作人员要分担所有上级政府职能部门的工作，只能自行探求其中平衡，进行适当取舍。

### 4.5.2 公益组织

老年人公益组织是致力于老年人公益事业或解决各种老年人社会性问题的社会中介组织，既包括政府部门发起的，也包括第三方组织发起的。国内有为数不多的基金会、志愿者团体，专门关注老年人事业，如中国老龄事业发展基金会、中国老年基金会、中国老年健康基金、北京阳光老年健康基金会等。高校中还有很多志愿者组织积极参与社区老年人事业，但针对性不强，且尚未形成有效的组织管理和影响力。第三方组织发起的老年人公益项目为老年人提供了医疗、心理健康、信息工具使用等多方面的信息。

中国红十字总会事业发展中心于2014年5月在江苏省扬州市启动的"曜阳关爱失能老人行动——曜阳保姆服务"试点，服务对象为经过民政部门筛选的300位生活困难的失能老人[①]，为其免费提供医疗护理信息服务和信息关怀服务。

北京女医师协会是由女医师自愿组成的，为实现团结合作、学习提高的共同意愿，在北京市民政局注册的具有独立法人资质的非营利性社会团体。2013年10

---

① 青连斌. 居家养老是适合我国国情的养老方式[N]. 人民日报, 2014-12-26.007.

月，北京女医师协会和北京马家堡街道办事处合办"空巢老人健康关爱项目"。该项目招募符合条件的空巢老人50名，通过健康体检的方式，提供慢性病门诊、健康大讲堂、户外主题活动，以及每周的运动和膳食指导、用药督导、血压、血糖等指标的监测和每日的运动数据采集等服务，对具有慢性病危险因素的空巢老人进行生活方式治疗性干预和慢性病综合指导。

该项目的实施使老年人对自己的健康状况有了更全面的了解，学习并掌握了一些健康自我管理的方法，增强了老年人的健康生活意识；通过有效的干预措施，控制了慢性病的危险因素，降低了慢性病的发病风险；同时，北京女医师协会志愿者基于这50位空巢老人的健康状况和干预后的情况，提出了一套完整的健康和慢性病风险评估、筛查、体检和指导方案。

"爱心传递热线"是一个老年人心理危机救助公益项目。2006年由徐坤教授发起并创立，专门为因心理危机而产生自杀倾向的老年人提供救助服务。热线创办初期，仅限于接听老年人的求助电话，且拨打热线的老年人还需要自己承担通话费用。即使在这种情况下，拨打电话向热线求助的老年人依然络绎不绝。这些老年人多因本人的生活事件引发自杀冲动，如夫妻吵架、家庭不和、子女不孝甚至虐待、身体有病、生活困难、亲属生病或死亡、晚年婚姻问题等。生活刺激带来心理压力，心理压力诱发自杀危机。热线从老年人的身心特点和自杀诱因出发，3年期间辅导救助的老年人达到了数百人。随后强生（中国）医疗器材有限公司的加入，扩大了"爱心传递热线"的服务范围和内容。项目工作范围包括：关注我国老年人心理健康问题和提供心理问题康复咨询服务；扶助老年人社区、养老、敬老机构在老年人心理关爱方面的建设；倡导"老年人天天都快乐"的颐养天年的生活方式。工作内容包括：在全国范围内开通800-810-0277老年人心理危机免费救助热线，由专家和志愿者负责接听，为遇到心理危机的老年人提供专业的心理健康咨询，缓解老人心理压力；组织开展以"抗衰老从心开始""建立心理辅导工程""关爱老人中国行"等为主题的全国巡回系列讲座活动；讲座的目的在于推广老年养生知识，同时为中国历来缺失的老年价值观文化做补白工作。与全国多个城市的民政局、老龄委开展合作，在当地招募志愿者，开展"爱心无限 天天快乐"社区行活动。开展内容为老年人养生、健康护理、心理问题甄别与咨询等内容的老龄工作者心理咨询师计划；创办《爱心传递热线》杂志，免费赠予养老院和社区活动室，开通专门网站，组织案例研究。

以"爱心，让老人远离孤独、寂寞与自杀"为主题的爱心传递公益项目帮助遭遇心理危机的老年人重新走入健康生活，辅导救助的万余名老年人，遍及上海、浙江、江苏、四川、宁夏、新疆、北京等地，800-810-0277、800-810-0234的免费热线（座机免费拨打）成为许多孤独老年人的"幸福之线"。

由零点咨询公司提供技术与资金支持的社区老年人数码产品公益培训项目，是一个大学生公益项目。该项目以"弥平老年数字鸿沟"为主旨和执行目的，带有公益性和创业性,通过高校志愿者与老年人一对一配对,由专人负责解答老年人使用数码产品的操作疑问。力求在社区老年人、学校志愿者、项目投资人之间搭建一个公益性质的、有利于各方的桥梁:①如果老年人有使用某种数码产品的意愿或者疑问,团队为其找到对应的志愿者进行教授或解答。使社区老年人通过学习掌握常见数码产品,让他们更好地享受现代数字生活。②给予学校志愿者走出校园参加社会公益活动的锻炼机会,使其更好地贡献自身的力量。③在社区老年人中推广团队文化理念和宣传赞助商家的产品,提升项目投资人在社区老年人群中的影响力。项目通过免费帮助老年人掌握常用数码产品(电脑、手机、相机等)的使用方法,丰富其业余生活,提高其生活质量与学习能力,并使社区老年人、高校志愿者、赞助商有机结合,互利共惠。

## 4.6 本章小结

在本章中,从广播电视信息传播服务、文献信息提供服务、老年人网络信息服务、老年服务机构提供的信息服务和其他机构提供的老年人信息服务五个方面对老年人信息服务现状进行了探究。

老年人是广播电视等媒介的稳定受众,与广播电视的接触时间远高于其他年龄段的群体。广播电视等通过电子媒介传播的信息丰富,但对老年人形象的展示数量和揭示深度上都有所欠缺;专门化的老年电视节目和广播节目当前都存在一些发展误区,虽然针对其他年龄群体的广播电视节目也可以满足老年人娱乐和获取信息的诉求,总体而言,当前广播电视节目与老年人的信息需求之间存在较大差距。

老年人文献信息服务可分为免费和付费两大类。公共图书馆的免费文献信息服务目前存在图书老化、馆藏更新不及时、易获取性差等问题;当前城市老年人阅读的报纸主要通过购买的方式获得,但发行量较大的党报和都市报对老年人的报道力度欠缺,老年专业报纸因自身的内容单一和外部经营等问题生存艰难。

政府部门主办的老年人门户网站内容可靠性高于非政府部门网站,但其大量的老龄工作宣传内容容易让老年人将其功能定性为行政管理而非服务,可能会造成一些用户的流失。非政府部门老年人网站在内容的专门性方面优于政府老年人网站,但其网站内容可靠性与布局合理性参差不齐。

各级别老龄委办公室要了解掌握自己所属行政区域范围内老龄工作情况,及时反馈老龄工作信息,是领导决策老龄工作的参谋单位;协调安排老龄工作重大问题和主办重大活动,开展老龄事业的调查研究工作。老龄委办公室对老年人现状的调研总结是其信息服务的主要内容之一。各老龄委还要制定本行政区域内的老年人单项工作的方法,并以文件的形式发送至相关部门。信息的发布一般以通知的形式通过官方正规渠道发放。

老年大学是专业的老年人教育服务机构，为老年人提供传授知识的服务。在为老年人提供学习知识的场所和资源的同时，还为老年学员们提供信息交流场所。

居家养老信息服务中心现正处于试点发展阶段，老年人通过热线或一键通手机与信息服务中心联系，信息中心为老年人提供订餐、家政、物业维修等信息中介服务。当前的居家养老信息服务中心以为老年人提供基本生存保障的服务中介为主，需要积极拓展居家养老服务领域，实现从基本生活照料向医疗健康、辅具配置、精神慰藉、法律服务、紧急救援等方面服务中介的延伸。

当前社区老年人信息服务主要是信息收集与传递服务。首先是老年人口的数据搜集。其次是与老年人相关的信息的发布，如领取补助、免费体检、党员开会等，当前尤以领取老年人补助为重。主要是口头传播，通过栋长来做工作。传统的公示栏贴布告是社区最重要的信息发布方式，但使用时未引起老年人注意。

第三方组织发起的老年人公益项目为老年人提供了医疗、心理健康、信息工具使用等多方面的信息。江苏省扬州市启动的"曜阳关爱失能老人行动——曜阳保姆服务"和北京女医师协会和北京马家堡街道办事处合办的"空巢老人健康关爱项目"为城市老年人免费提供医疗护理信息服务和信息关怀服务；"爱心传递热线"关注我国老年人心理健康问题并提供心理问题康复咨询服务；由零点咨询公司提供技术与资金支持的社区老年人数码产品公益项目为老年人提供信息工具使用培训。

# 5 面向城市老年人信息需求的信息资源组织

老年人信息服务工作的高效能离不开信息资源的开发和利用,这是信息与人类活动的内在联系以及老年人的客观信息需求所决定的。鉴于城市老年人信息服务现况,应重视面向老年人信息需求的信息资源组织,为城市老年人信息服务的改善提供资源支持。

面向城市老年人的信息资源组织是适应城市老年人信息需求上升的必然选择。老年人群体人数快速增长,潜在市场的巨大,其他群体信息服务发展的技术与经验积累,为有一定经济基础保障的、基于城市老年人需求的信息资源组织提供了现实发展的土壤。

## 5.1 面向城市老年人的信息资源组织目标与原则

### 5.1.1 基于城市老年人需求的信息资源组织目标

确定基于城市老年人需求的信息资源组织目标是组织信息资源以适应城市老年人信息服务需求工作的出发点。未来学家奈斯比特指出,失去控制和无组织的信息在信息社会里不再构成资源[①]。信息资源组织是信息服务的核心环节,其目的在于利于用户的使用,达到信息增值的目的。在这个过程中,无序的原始信息将变为有序的方便用户使用的信息资源系统。

结合老年人信息服务的开展以及信息资源组织的现实情况,基于老年人需求的信息资源组织的总体目标可表述为:充分调查与捕捉老年人的不同信息需求,利用数字化信息技术,依托国家信息基础设施,建立以老年人为中心的信息资源组织网络,构建整合各种载体、各种类型信息资源的老年人信息资源系统,提高信息资源的可用性,实现老年人与信息资源的交互以及资源与服务的个性化集成。对符合老年人个性化信息需求的信息资源进行深层组织与揭示,挖掘信息资源的潜在价值,形成深层次信息产品[②]。

在为老年人服务的资源组织中,应建立多种与老年人的沟通渠道,建立信息服务反馈与学习机制,充分揭示老年人的信息需求,建立有的放矢的信息资源组织。

### 5.1.2 基于城市老年人需求的信息资源组织原则

信息资源组织原则是信息资源组织工作的发展纲要和基本准绳,具体的信息

---

① 约翰·奈斯比特.大趋势——改变我们生活的十个新方向[M].梅艳译.北京:中国社会科学出版社,1984:50-51.
② 张昌进.基于Multi-Agent的移动个性化搜索关键技术研究[D].长沙:湖南大学,2013.

服务工作应该在此指导思想上进行。

(1) 用户需求中心原则

信息资源组织的"用户中心"原则是在信息资源建设规划、方案形成和组织实施中，坚持以老年人需求为导向，从是否能最有效、最可靠地提供和保障老年人日常生活所需服务的角度出发，将用户中心原则作为资源开发的出发点和归宿。现在的老年人信息服务大多以资源建设为中心，是传统的信息资源组织方式。如"养生堂""健康大学堂""爱健康"等养生保健电视节目，当前大部分老年人网站等。用户中心原则要求把城市老年人的现实需要视为自己工作的出发点，老年人关注新闻，把电视、报纸、广播等视为与外界联系的"桥梁"，电视等大众媒体对青年群体的偏爱强化了老年人的弱者感；社区开办老年人文体活动，主要为了回应敬老爱老的工作要求，对老年人参与的效果不做深思，也不积极发动未参与老年人参加活动，让老年人产生道具感；使用网络资源的老年人很少。总之，在信息资源组织中，始终应把了解和满足老年人需求放在第一位。经历人生历练的老年人，是弹性最强的群体，也是最为多样的群体，面向老年人的信息资源首先要呈现出老年人的这种多样性和各自的特点；其次信息资源应起到使老年人打破自己生活的小圈子、思想意识的小圈子，并促进老年人社会参与的催化剂与推动力的作用。

用户中心原则的贯彻，要求了解老年人的日常生活现状，老年人的日常信息查找行为习惯和态度反映了老年人的价值判断和生活选择，可以从人们的日常生活习惯和生活方式知晓老年人面对的问题有哪些。有助于这些问题解决的信息是老年人信息资源组织的核心内容。同时要了解为什么这些问题会成为问题，这一方向的思考，是对老年人生活的全方位的审视和信息总结；最后要了解老年人对自己的问题的认识状况。老年人对自己的问题的认识状况反映了老年人面对问题时的知识现状和能力储备，这些是信息资源组织体系的用户界面和服务功能设计时的依据。

(2) 资源集成化原则

信息资源组织体系建设必须通过系统规划来保障，城市老年人生活问题的复杂性和需求的多元性，决定了服务老年人的信息资源应是跨系统、跨层次、跨地域的。在面向老年人的信息资源体系建设中，应充分利用国内外已有资源、技术，以扩大服务能力、提高建设效益。为此，应该加强信息服务系统之间、信息产业链的有关机构和相关系统的合作。目前老年人信息资源尚未形成体系，各地老龄委资源分散，全国老龄委的官网资源中，链接资源占总资源的60%以上。为老年人服务的信息资源体系，其内容资源与外部链接资源应有统一的安排规划，应处理好存取与拥有的关系。

### （3）开放性服务原则

面向老年人的信息资源组织体系功能的发挥要依赖国内外现有的分布式信息资源体系，在现有的分布式异构系统中，实现独立系统的互操作，从而达到资源共享的目的。在基于老年人需求的信息资源组织体系建设中，应充分利用国内外已有资源、技术和服务来加快建设的步伐，扩大服务能力、提高建设效益。为此，应走开放性建设道路，加强信息服务系统之间国内老年人信息产业链的有关机构和厂商，以及与国外相关机构和系统的合作[1]。目前的老年人信息资源体系存在的一大弊端是开放性差，彼此不能实现资源共享，而且重复性高，多网一面的现象普遍存在。资源建设上经常是"你有我也有，你无我也无"，对老年人的信息保障能力低下。资源的开放建设意味着合作、共建、共享。

### （4）信息易用性原则

在信息资源组织过程中，一方面要考虑一般老年人的需要，尽量简单易用，让老年人花少量时间就能学会使用；另一方面也要考虑信息素养较好的老年人的需要，提供较为高级的功能。易获取性与易用性都是必须遵守的通则，尤其是易用性。

尽量减少老年人的负担，在使用过程中，要求老年人做出的判断或要求老年人记忆的东西应该尽量地减少，尽量让老年人在使用中感到轻松。

## 5.2 专题数据库建设

### 5.2.1 老年人专题数据库建设的必要性

社会服务专业化、信息资源几何级数增加的信息社会化的转变，信息在给人们带来方便的同时也带来了新的烦恼[2]。尤其是老年人，随着生理方面视、听、记忆、思维等方面功能的减退，大容量的信息检索结果往往在还没解决实际问题的同时，更添一种困扰感。老年人信息服务要求及时、准确、有效，直接帮助问题的解决。专题数据库是数据内容侧重于某一专题的数据库。老年人专题数据库的建设是实现这一服务目标的有效手段之一。

### （1）信息需求的个性化和多样性

老年人网站是数据库的使用界面。现在的老年人网站为老年人提供资讯、服务、国家政策、养生、交友、保健、翻唱、博客、论坛、活动、聚会等信息。往好的方面说，这样的网站可以满足很多老年人的信息需求；同时，这样的网站的

---

[1] 胡昌平，王翠萍. 基于个性化服务的信息资源组织目标、原则与规范[J]. 图书馆论坛，2004，(6)：137-141.
[2] 高飞. 农业专题数据库建设的探索与实践[J]. 农业图书情报学刊，2006，(3)：10-13.

用户定位过于泛化。不同年龄段的老年人、不同身体健康状况的老年人、不同教育背景的老年人、不同职业经历的老年人、罹患不同慢性病的老年人……由于老年人的人口学因素和生活环境的不同，老年人对信息资源的需求有很大的不同。信息需求的个性化和多样性，使得当前的信息资源服务体系，不能很好地满足城市老年人及其看护者的信息需求。而老年人专题数据库，可满足城市老年人及其看护者在海量的信息中及时、准确地获取所需信息。

（2）信息服务业的竞争性

计算机技术的不断发展，信息社会化的逐步转变，大数据应用的增加，使得网络信息服务业寡头现象越来越明显。传统图书馆和中小型网络服务商的服务对象、服务内容、服务效率以及自身的生存空间受到前所未有的挑战。老年人群体数量庞大，信息需求市场旺盛，针对老年人的专题型信息服务，是传统图书馆和中小型网络服务商建立自身特色，在网络数字环境下巩固和扩大生存空间的有益选择。任何一个信息服务提供商，只有具有自己的独特性，发挥别人不能替代的作用，才能在竞争力激烈的信息社会中立足和获得发展空间。

（3）信息资源的效益性

老年人专题数据库可为老年人自身健康管理、老年人经济实体建设、老年人科学研究、老年人教育、老年人就业等提供重要的信息保障。如老年人慢性病数据库的建设，有助于老年人医疗科研工作者进行学术研究和对老年人的日常生活进行针对性指导；老年人心理健康数据库的建设，有助于心理学研究者对老年人群体的研究，同时指导相应服务体系的建立，对老年人退休初期、丧偶、临终等特殊时段的心理需求予以满足。

总之，老龄化时代的到来，要实现老年人的成功老龄化，建设信息资源丰富、主题明确的老年人专业数据库，是帮助老年人成功老龄化的社会服务专业化的重要体现。

## 5.2.2 老年人专题数据库建设的选题方向

在竞争激励的市场经济环境中，想要抓住老龄化社会商机的信息资源提供商应把做好老年人信息资源建设放在突出地位。了解老年人的身心特点、生活中现实存在的问题和老年人自身的诉求，使老年人信息资源的采集具有实用性、科学性和超前性。所以，老年人专题数据库的选题方向是一个战略性问题。在专题数据库建设中重点考虑以下几个方面。

（1）选题应满足特定老年人群体的需要

对于老年人信息资源提供商来说，用户是一定范围内的特定老年人群体。资源建设应首先考虑满足特定老年人群的需要，首先建设具有自身特色的、能最大限度满足某类老年人需要的信息资源数据库。为了满足特定老年人用户的信息需求，专题数据库的内容必须根据特定服务对象的具体需求，集中行业或专业最全、最新的成果[①]。只有这样，才可以解决信息数量无限性和用户需求有限性、特定性之间的矛盾。

（2）选题应满足老年人健康和寻求发展的需要

经济文化发展的综合作用下，作为一代比一代年轻的老年人，有贡献自己力量、服务社会的诉求，有必要重点选择一些内容，如就业、文化等采取切实有效的措施集中力量进行重点建设，使其在数据完整性、更新及时性和实用性等方面达到较高水平，对老年人其他专题数据库的建设起到一定的模范和标杆作用。老年人专题数据库建设在资源建设上应有先导性和超前意识。

（3）选题应满足城市老年人保持和提升生活质量的需要

从个人角度来讲，老年人的生理功能开始逐渐衰退；从社会角度来讲，老年人的社会联系弱于从前。专题数据库要能为城市老年人日常生活的正常运转提供准确、充分、有效的信息，如对需要家庭护理的老年人来说，如想了解雇佣人员的相关情况，可从老年人家庭护理人员数据库中调取其工作经历、之前雇主评价、总体资历评分等情况；如老年人需要某种生活助理设备，可在老年人生活辅助设备数据库中，看各种设备的价格、易用性等参数的比较，获得购买支持。

### 5.2.3 老年人专题数据库建设的内容

老年人服务涉及民政局、财政局、人力资源和社会保障局、司法局（司法行政服务）、卫健委、商务委员会、公安局、工商行政管理局、城市管理执法局、发展和改革委员会等多部门的合作。来自于各个行政部门的信息是专题数据库内容分类的启示之一。老年人专题数据库在建设时应显示自己独特的内容优势。各专题数据库收录相关文献，并且重点收藏、重点建设、优先投入那些专业性、学术性、权威性的文献资料，使之尽可能的丰富、系统、完整，形成各具特色的馆藏[②]。

（1）慢性病专题数据库

内容包括各省市公共卫生领域的调查资料，包括吸烟、酗酒和运动量过少等不良生活习惯，以及高血压、糖尿病、关节炎、风湿病等各种慢性病，分别在各省市不同老年人年龄段人口中所占的比例，以及一定时间段的变化情况，形成危险因素

---

① 闫云山. 农业专题数据库的建库原则和选题方向[J]. 科技信息（科学教研），2007，(14): 79.
② 贺伟，李淑媛，王均玲. 高校图书馆特色专题数据库建设——建筑专业特色专题数据库建设的实施[J]. 图书馆，2004，(5): 90-92.

监控报告，为老年人自身、公共医疗卫生机构防治各种慢性病提供科学依据。

（2）再就业专题数据库

主要包括医药、房地产、教育、旅游餐饮等各行业组织为老年人提供的工作岗位，岗位需要的具体的工作经验要求、薪酬、工作时间等信息一应俱全，方便老年人选择。就业信息的来源既包括企业，也包括各志愿者招募等。

（3）心理健康数据库

包括各种老年人常见心理问题的基本知识，帮助老年人辨别自己或者身边老年人的心理健康状况；常见不良情绪的调节方法，在面对退休、丧偶、罹患疾病等重大问题时的心理调适方法及一些经典的心理辅导案例等。

（4）休闲娱乐专题数据库

内容包括各种老年人兴趣爱好的相关内容以及地方各种各样的老年人协会信息，如太极拳、太极剑、广场舞等健身项目；养花、鸟、鱼、烹饪等兴趣相关内容；城市中来自于不同地域随迁老人同乡会等。专题数据库的信息要注意多种载体形式的结合。视频形式是老年人喜欢的信息表现方式之一，为老年人制作的视频，内容的讲解可放慢速度，且在讲解过程中留出老年人自己练习的时间，方便老年人对内容的学习与掌握。

### 5.2.4 老年人专题数据库建设的具体实现

专题数据库建设需要技术、资金、人员和管理等各方面的投入。老年人信息资源建设尚处于起步阶段，可借鉴其他专业数据库的建设经验，结合老年人需求的特点来进行。

（1）采取联合开发区域网络协作的实施策略

慢性病、心理健康等数据库的信息专业性强，老龄委可联合公共医疗机构、科研院所等机构联合协作开发。专业性较强的专题数据库的建设应在老年人市场充分调研的基础上，参考目前已经投入使用的专题数据库的建设思路，联合各方力量，鉴于我国地区差异比较大的现实，采取地区网络联合数据库的方案。以慢性病专题数据库为例，首先，由各地市老龄委牵头，实行"统一目标、统一规则、统一标准、统一管理"的模式[①]。在对本地区老年人生活特点和现实需求进行调查研究的基础上，结合本地区公共医疗机构所积累的老年人慢性病数据的情况，对地区老年人慢性病数据库进行合作开发。在隐匿老年人个人信息的前提下，公共医疗机构提供住院患者案例，社区服务机构提供普查的老年人慢性病情况和生活

---

① 郑家翔. 关于高校图书馆特色数据库建设的研究[J]. 新课程学习（下），2011，（10）：3.

方式资料。通过对中老年人身体数据（抽血、尿液、心电图、眼底摄片、血管超声、骨密度测定等检查数据，以及他们可能发生的肥胖、糖尿病、心脏病、卒中、骨质疏松症、慢性肝病、眼底病变等慢性病）的长期跟踪采集，建立地区老年人慢性病数据库。以此专题数据库为基础，探究常见慢性病的流行趋势、遗传背景、环境因素、发展规律、预测标志等，为医疗服务人员提供循证医学依据，为政府提供公共卫生决策依据，为老年人进行健康管理提供现实指导。

（2）依托现有的数字化老年人信息资源检索平台，建成共享专题数据库

当前，很多传统的老年人信息服务机构，如《中国老年报》《快乐老人报》《浙江老年报》等都纷纷推出了自己的网络数字化版，《快乐老人报》更是在丰富纸质报纸内容的基础上，把自己的报纸官网办成了综合性的网站。老年人报纸的主办机构是有一定老年人服务信息积累的服务机构，老年人专题数据库可以依托这些老年人报纸、期刊的数据资源，按照具体的主题（如心理健康、糖尿病养生等），进行专题数据库建设。

（3）强调全文专题数据库的建设

在未来的专题数据库建设中应该特别注重全文数据库的建设，这是数据库能否发挥特色效应的关键。在对数据库文献源的收录过程中还要注意它的时效性与可获得性，要对文献源进行充分的分析研究，严格的收集、加工和筛选，为读者提供更新更多、更准的全文数据[1]。

老年人专题数据库的建设是一项系统工程。在数据库建设过程中，要有严格的程序和计划，同时还要遵循数字化文献的版权规则，不断地丰富、充实，才能使特色更具特色，建立一个明确专题、开放性的数据库，为特定的老年人群服务，真正形成具有鲜明特色的网上共享信息资源。

## 5.3 分众化信息资源组织

用户信息需求是信息服务的原动力，表现为有怎样的信息需求就应有怎样的信息服务。信息服务的目标是满足用户的信息需求，而老年人信息需求又由老年人的日常生活所驱动，即老年人需求信息的目的是利用信息解决自己特定环境下的特定问题。因此，信息服务从本质上看是个性化的，有效的信息服务一定是针对具体的用户的，它由用户所处的问题、环境、心理、知识等特征决定的[2]。

---

[1] 刘春晓，张素娟，孔庆春，等. 网络环境下黑龙江省农业高校图书馆个性化数据库资源建设的研究[J]. 农业图书情报学刊，2014，（10）：16-19.

[2] 张建村. 数字化校园环境下的个性化信息推送[J]. 电子商务，2011，（6）：52-53.

### 5.3.1 城市空巢老人的信息资源组织

空巢老人指的是有子女，但与子女不在一起居住的老年人。一般城市空巢老人有两种情况：一种是与子女同在一座城市，但与子女分开单住的老年人，另外一种是子女远在外地，不得已独守空巢的老年人。空巢老人容易罹患"空巢"综合征，这已成为老龄化社会的突出问题之一。

**(1) 空巢老人是城市老人中人数较多的群体**

空巢老人在城市老年人中所占比例很大。以北京市 2014 年的数据为例，全市每天新增 400 名老人，老年人口已超过 300 万，其中约一半是空巢老人。走访的 H 社区，老年人数量以每季度 5%的速度递增，其中一半以上是空巢老人。问卷调研样本总体中，仅与配偶同住的老年人数量占比排位第一，是最为常见的老年人居住状态，如图 5.1 所示。

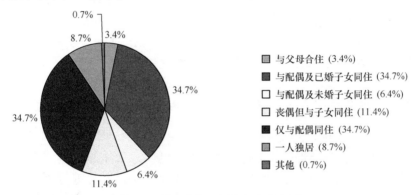

图 5.1 城市老年人居住状态分布图

**(2) 城市空巢老人信息世界的特点**

首先，信息世界范围变小。大多从工作岗位退休，原先建立于工作关系之上的社会信息网络断裂，日常信息网节点缩减为家庭成员和亲友。大部分空巢老人是时间、精力富裕的老年人，且有一定的经济保障。

其次，与子女分别居住，子女作为信息网络节点的作用不能正常发挥，对外界信息的渴求转向电视等大众媒体，这些媒体在老年人生活中所起的作用越来越大。被访谈的 B 女士谈父母："父母二人身体尚可，有一定文化水平差异，平时在家很少交流，一人一台电视。父亲喜欢戏曲，母亲喜欢电视剧、真人秀。一起看电视引发的是从遥控器到陈谷子烂芝麻的家庭琐事的争吵，再归结到人身攻击，然后是生气、和好、下一轮生气。想改变父母的相处模式，也和父母谈过，让父母多出去锻炼或者找点事做，但因为平时不在一起，偶尔的劝说，收效甚微。"B 女士的父亲经常说的一句话就是："不让看电视，你让我去做什么？"

最后，与电视等虚拟的信息交往使老年人的信息世界与真实世界之间的差距越来越大；与邻里亲友之间的信息交往使同质性信息得到强化，异质性信息涉入越来越少。

"中国式丈母娘""广场舞大妈"是老年人在社会中产生不良印象的代言词，"打牌（看电视）父亲""催婚老妈""爱管事的婆婆"是隐匿于很多家庭内部的老年人角色，银色浪潮在这些标签的映射下，对于其他社会成员来说是消极的。老年人对自己的生活经常也是无可奈何。B 女士的母亲看了各种真人秀节目之后，经常和家里人说自己看到的那些情节曲折、让人感叹不已的内容，但子女们对此不以为然，还很疑惑为什么自己的母亲喜欢看这些电视节目。曾任国营大型玻璃厂厂长的 L 大爷在谈自己的现状时说：

"老了，没人会听你的。就算是厂里请你过去开个什么会，也是做做样子，该怎么做人家还是怎么做。不光我一人，我们这些退下来的都这感觉，几次之后也就不说了。我老伴儿喜欢唱歌、跳舞，我不喜欢这些，也不喜欢打牌，就看看电视、看看报。我们也确实跟不上时代了，落伍了。报纸上的好多词我都从来没见过。老伙计们在一起，就瞎聊，说来说去都那些东西。"

（3）当前空巢老人的信息服务不切合老年人的信息需求

当前空巢老人的信息服务以大众宣传为主，内容大多为政府部门对老年人工作的部署和各级政府部门、志愿者团体所做老年人工作的总结，同质性较强。如笔者对大学生观看某空巢老人官方新闻视频后的观后感进行了焦点小组访谈，7 名被访谈者最统一的观点之一为：老年人需要我们的关怀与帮助。当前的空巢老人信息传播服务，传递了老年人是政府优抚对象的信息，作为弱者的老年人需要官方资源和各方资源的投入，并强调老年人是单纯地接受者的形象，从心理学上来讲，这样的形象如果没有现实中与老年人相处的良性体验为基础，是很难让人产生尊敬和敬爱的情感。对于空巢老人来说，政府逢年过节会送东西，物质资助是有形的，且留下一定印象的；心理和情感上的关怀需要一定的时间密度性，而当前对老年人工作投入的人力和物力难以实现这样的目标。

以最常见的医疗服务为例，作为老年人占 20% 的老龄化社区，H 社区医疗服务中心日常就诊人员中老年人占到了 70%，笔者对 H 社区医疗服务中心的主任进行了访谈，该负责人的医术和医德在老年人中有较好的口碑，职称为副主任医师。"H 社区几万人的服务对象，内科医生从上午八点到十一点半，下午两点到五点半，上厕所的时间都没有，没有时间和精力做随访。随访有三种形式：入户随访、电话随访、本人到医院就诊随访。要做到随访空巢老人很难，仅每天医院里来的患者都看得很累。电话随访会访不到人。平时有的是保姆或子女到医院来拿药。"

养老是当前空巢老人信息服务的热词，居家养老、机构养老、社区养老，这些信息主要针对的是身体状况较差和高龄空巢老人，他们是空巢老人中的部分群体。

应根据空巢老人的信息世界特点开展信息服务。

（4）针对空巢老年人需求特点的信息服务

第一，知识性服务引导观念变革，学会自我巩固与子女的常态联系。

中国传统社会，纵向关系（父母与子女的关系）是家庭的重心。但随着经济发展，人口流动性加大，很多子女都不在父母身边，尤其是我国经济和教育发展较好的城市。社会变革速度加快，子女不但不在父母身边且和父母交流的话题也越来越单一：身体状况如何？忙不忙？照顾好彼此。慢慢地父母对子女的了解越来越少，一年只能见几次面的有时甚至会有陌生之感。通过专家讲座、主题活动，让空巢老人对自己的生活状态产生客观的认识。要理解子女，他们可能是太累、生活压力大，不想把负面的东西传递给父母，因此，有时沟通少也是子女对父母的一种关爱与保护。父母不应过多指责、埋怨子女，还要学会表达对子女的感情。中国的很多父母不善于通过言语表达自己对子女的感情，只是通过行为来表示，但距离的隔离和相处时间的减少，使得他们的行为无法直接为子女所知。

第二，通过教学和开展文体活动等形式培养和发展老年人的个人爱好。

访谈做过全市老年人生活状况调查的 W 市老龄委的负责人，问他什么样的城市老年人生活状态比较好，他回答说：

"有自己兴趣爱好的。像广场舞大妈，大多是参加过集体活动的，有一定的基础；还有喜欢养花的、遛鸟的、钓鱼的、跳舞的，凡有点自己爱好的，生活就好过些，坐在那儿整体抱着个电视的不行。"

鼓励老年人继续学习，通过老年大学等教学组织培养老年人的兴趣爱好；多举办各种各样的文体活动，吸引老年人发展自己的兴趣。

第三，促进参与的信息服务的开展。

这些老年人辛苦操劳半辈子，如何老有所乐？访谈的老年人创业代表 W 大伯的话很有启发：

"我创业有三个目的：第一，为了自身健康，我自己喜欢工作的状态，有事忙着，身体反而好。谁没个头疼脑热的，有病治病，但不对身体过多关注。第二，为了家庭和睦。无事生非，有事做，反而家庭和睦，没事在家听老婆唠叨，忍不住就吵，吵来吵去，除了生气一点益处没有。第三，为了经济收入。出来做点事，多少有点收入，补贴家庭，家里不论谁也高兴。"

对于城市空巢老人，引导他们做些自己力所能及的事情，参与社会，是当前空巢老人信息服务应该重点发展的方向。

可以通过培训、宣传方式等吸引空巢老人参与志愿者组织，促进空巢老人的社会参与。我国幅员辽阔、人口众多、各地文化和发展差异较大。目前存在着"有人需要帮忙，但不知道找谁帮忙？有人想帮助别人，但不知道该帮助谁，如何帮助？"的现实问题。发达国家第三方组织的工作经验可为我们提供一些有益的借鉴。部分空巢老人有空余时间、无太大经济压力、关心社会。如果把没有太多个人爱好、关心社会、身体条件较好的空巢老人的人力资源利用起来，参与社会组织，通过知识和技能培训，让他们对志愿者组织的服务对象进行调研；在调研的基础上，运用专业知识、调动社会力量对他们进行对应性帮助，将有益于志愿者服务对象得到长时、常态性的帮助，有利于空巢老人接触社会、服务社会、发挥余热；有益于社会稳定和国家发展。

### 5.3.2　城市随迁老人的信息资源组织

人口流动的加快，尤其表现在青壮年人身上，他们有的从农村进入城市、有的从中小城市涌入大城市，他们是城市新移民的重要组成部分。与此同时，其父母出于各种原因，来到城市与子女一起生活，这些年龄超过60岁，跟随通过升学、工作、婚姻等途径进入城市并在城市定居的子女一起生活，但户籍不在居住城市的老年人就是随迁老人[①]。

随迁老人的信息世界与其他老年人相比，除信息圈子缩小的共性之外，有很多自己独特的特点。

第一个特点，在家庭生活中存在很多信息冲突。例如，生活习惯的不同。L女士的公婆原先住在县城，用的是旱厕。现在为了给上中学的孙子做饭，搬到市里和他们同住。L女士在被访谈时谈到自己的公婆，表情略有愤怒，语气皆是无奈：

"小便之后，不冲马桶，卫生间又没有窗户，那气味人都进不去。和人家说了，说是省水，而且马桶不是用盖子盖住了，你说那马桶盖能防住尿骚味儿吗？说了几次之后，现在他们就经常去外面上卫生间。平时我也要多收拾。"

---

[①] 姚兆余，王鑫. 城市随迁老人的精神生活与社区融入[J]. 社会工作（下半月），2010，(9)：43-45.

W 大伯和 W 大妈原先在一个普通地级市居住。他们的二儿子和儿媳妇在北京工作，生孩子后让二老到北京帮忙带孩子。W 大妈谈起在北京的生活，说的第一件事情是：

"和人家生活习惯差太多。我做惯了大锅饭，菜会炒得多些，剩下第二天吃，还省事。结果儿媳妇坚决不让，吃完见有剩的就倒马桶了。我说我吃又不让你吃，人家说那你吃出病来怎么办。我说我一辈子都这样，也没事。说了好几次，后来我就尽量少做些。但有时谁能控制那么准，反正剩下的人家马上就倒掉了。"

访谈中的两个案例，在随迁老人和儿媳妇信息沟通后，双方都做了一定的信息反馈。L 女士的公婆坚持自己节省的原则，L 女士也增加了自己打扫卫生的频率，共同努力保持家里的卫生状况。W 大妈在儿媳妇的坚持下，对自己的行为进行了调整。在共同营造一个和谐家庭的目标下，随迁老人因为生活经历、生活环境、生活习惯等与子女的不同，往往会接受很多来自于子女的，与之前生活方式、习惯等不同的信息。

第二个特点，在走出家庭之后，难以找到自己的信息圈子。信息圈的实质就是信息交流圈。信息交流是社会活动中借助于某种符号系统，利用某种传递通道而实现的信息发送者和信息接受者之间的传播和交换行为[1]。信息交流的要素包括：信息发送者（或称传递者），信息接受者（或称受信者），交流通道（交流双方的感官系统），符号体系（语言、文字、手势、表情、信物、烽火狼烟、绘画摄影等），知识信息库（人脑知识信息的总称，各种知识或信息，信息交流的最根本来源和最终极归宿）[2]，支持条件（自然条件、技术条件、社会条件等）。对于随迁老人来讲，信息交流的很多要素的实现都存在一定的障碍。

1）在日常生活环境中，信息发送者和信息接受者经常交换位置，是双向互动的。随迁老人来自于异地，除了子女外没有熟人。随迁老人 N 阿姨为了带孙子到了儿子居住的城市，老人家很开朗，会说普通话，对访谈非常配合：

"在老家，他们都开玩笑叫我'铁屁股'，我们那儿中午不做午饭，不忙的时候，我早上出去逛到下午才回家，到别人家嗑嗑瓜子、聊聊天，日子很悠闲。在这里，和别人都说不上话。"

2）生活中人们主要通过自然语言来进行信息交流，很多老年人只会讲老家方言，与人沟通时存在问题。访谈时路过的一位阿姨和 N 阿姨打招呼，N 阿姨说：

---

[1] 吴勇. 网络环境下用户行为研究与实现[D]. 南京：南京理工大学，2007.
[2] 邓仲华，李志芳. 云计算对信息交流的影响研究[J]. 信息资源管理学报，2013，（3）：15-21.

"这是我们楼下的,山西平遥的,平时见面挺多的,但她说的好多话我都听不懂,只能看着她的表情'嗯、啊'的对付。"

3)知识信息库的不同,让随迁老人和本地老人的信息交流有所保留。Q 阿姨是和 N 阿姨在同一个小区居住的当地老人,两位老人看护的孙子一样大,又在同一家幼儿园上学,孩子经常在一起玩,两位老人也经常看孩子时聊聊天、一起买菜等。Q 阿姨是 N 阿姨帮忙介绍的访谈对象,平时和女儿一起照顾小孙子。在谈到自己的生活时,Q 阿姨提到了儿媳妇:

"我看别人家儿媳妇都很好,我那个儿媳妇周末一回来,第一句话就是:'我的孩子又瘦了',一直是让喝奶粉,我说这么大的孩子喝的奶粉多了会影响孩子正常吃饭。她就说是我舍不得让孩子喝。我这个孙子出生之后一直喝的奶粉,现在 5 岁了,还在喝,奶粉全部是我买的。这是为了孩子上幼儿园租的房子,房租全部是我自己出的。我和老伴儿都有退休工资,老伴儿现在被返聘还在上班。我给他们结婚时在县城买了一套房子,前两年他们又买房子,自己付了首付,房贷都是我在还。还说我'不会做婆婆,钱都给了女儿'。我女婿结婚前就把婚房买好了,又不用我掏钱。你说我一个月就 2000 多的退休工资,房租、给他们还房贷、奶粉、平时开销,这算算都清楚的,我还能剩下多少?"

Q 阿姨说话的时候声音不高、言辞中透露着无奈,传达出一种强烈的倾诉感。访谈中,Q 阿姨强调:

"我给孩子买了两套房子的事情你不要和 N 阿姨说,我怕她知道了心里会不舒服。她们家孩子买房子她没出钱。"

4)社区和公共服务部门的差别待遇向随迁老人传递了"非自己人"的信息,不利于随迁老人的社区和城市融入。

图 5.2 是某单位社区老年大学 2015 年招生简章中的一部分"报名事项"。在其中明确规定社会中、老年人与社区原住人员在收费上的不同,显而易见,随迁老人按照社会中、老年人的待遇来进行。社区老年大学作为公共服务机构传递出的不一样的信息,再次固化了客观上人生地不熟的随迁老人是"外部人员"的感觉与认识。

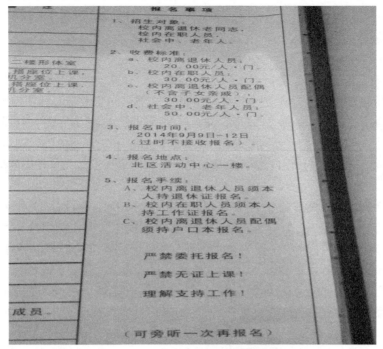

图 5.2 H 社区老年大学招生简章

随迁老人的信息需求服务工作方向：第一，通过大众媒介对当今社会代际冲突进行专题教育。代际冲突是人类社会的一种自然现象，只不过在社会变革加快的当代有了更加突出的表现。核心家庭常态化在某种程度上说也是对代际冲突的一种应对。对于随迁老人及其子女双方而言，都应对代际冲突有正确的认识，冲突是正常的，重要的是要学会沟通，能够在尊重彼此的前提下进行有效沟通。这需要社会学、心理学等方面专家基于随迁老人家庭冲突的案例的专业引导。而随着随迁老人规模的扩大，大众媒介的传播方式的影响面是比较大的。第二，加强老乡会等基于地缘关系的老年社团的建设。老年人乡音难改，能够在随迁的初期找到老乡会这样的类似的有共同语言的老年人社团，可有效减轻老年人的思乡之情和孤独之感。第三，老年人公共服务机构对老年人应有一视同仁的理念和服务行为。老年人群体是我们集社会之力共同优待的群体，作为政府意志体现者的公共服务机构应摒弃之前的非年龄相关的区分老年人身份的种种条规，不让随迁老年人产生被排斥之感。

### 5.3.3 城市孤寡老人的信息资源组织

孤寡老人是指无配偶、无子女、没人照顾的年龄超过 60 周岁的老年人。本次调研中，一人独居的城市老年人占总样本的 8.7%。城市孤寡老人男女差异显著，女性数量约是男性的 2 倍。城市孤寡老人可分为两类：第一类是无收入来源的生活困难的一人独居的老年人，一般称这类老年人为"三无"老人；第二类是有退休金收入的孤寡老人。

城市孤寡老人的信息世界闭塞，自我定位边缘化。没有固定收入的孤寡老人一般都会夸赞政府，让自己没有流落街头，但当问到政府具体有哪些针对孤寡老人的福利措施时，他们又大多说不出个所以然，觉得自己能有目前的生活就很满足，不敢提过多的要求，不愿成为别人眼中不知好歹的人。66 岁的 F 阿姨在 W 市福利院生活了 15 年，终身未婚，患有严重风湿病。问对自己生活的满意度时，F 阿姨说："好，全靠政府，我又没有收入，又没有劳动能力，像我这样的在外面就得去要饭。"在问询每月的最低生活保障金数目时，F 阿姨说："不知道，不清楚，过一天是一天，不想那些。"75 岁的 L 大爷干瘪黑瘦，体弱多病，在社区有份打扫卫生的工作，每月 300 元，住在一间潮湿阴暗的小平房。L 大爷谈到自己的生活时说："挺照顾我的，我年龄这么大了，还给了我份工作。"问 L 大爷有否享受低保时，L 大爷说："没有。"当笔者提醒 L 大爷可以到社区问问自己是否符合低保条件时，L 大爷说："不好问，已经照顾我啦，逢年过节还给我送点米面。"

面向城市孤寡老人的信息服务。首先，社区应建立城市孤寡老人信息库，政府首先应充分了解孤寡老人的生活实况，孤寡老人尤其是没有固定经济收入的，应该是政府福利工作的重点对象之一。还可在有志愿者或第三方单位征询服务对象时，把孤寡老人作为重要扶助对象推荐。其次，为孤寡老人建立信息通道。孤寡老人在信息闭塞的环境中孤立无援，不知向谁表达自己真实的需求。政府对福利院和孤寡老人的工作应该建立长期的监督和扶助机制，还应有专门的工作人员对孤寡老人的生活现状进行关注和长期关怀。

## 5.4　网络信息资源组织

网络信息资源是指目前互联网上各种以数字化形式表示的信息资源的总称[①]。老年人网络信息资源指的是内容与老年人相关的，以老年人为服务对象的网络信息资源。网络信息资源的开发与利用已成为信息化建设的核心内容，虽然从占总体比例上说，使用网络的老年人所占比例较小，但从绝对数量上说，也是值得重点服务的一大用户群体。

### 5.4.1　搜索引擎

搜索引擎可分为全文搜索引擎、目录搜索引擎和元搜索引擎三种。针对老

---

① 王宇. 信息资源管理[M]. 北京：清华大学出版社，2012. 126.

年人用户推出的搜索引擎有"百度老年搜索"和"百度浏览器爸妈版"。[①]"百度老年搜索"于 2009 年 4 月 9 日推出,是全球首款专门服务于老年人的搜索产品。页面共分为三部分内容,如图 5.3[①]所示。第一部分是搜索栏,用户可通过电脑打字和手写的方式输入想要查找的网络资源内容;第二部分是常用内容的主题索引,将老年人常用的天气预报、电视节目、股票查询、地图、医院查询、菜谱等专门列出,直接点击便可跳转到所需内容。第三部分是网站链接目录,把网站按主题类别分为名站、新闻、音乐、游戏、听书、视频、曲艺、书画、花鸟、养生、社区、理财、其他共 13 个类别。每个类别在首页上显示前 5 个,点击"更多"按钮,可跳转到每一类别的全内容显示页,如"名站"全部内部包括 40 个网站链接,如图 5.4[①]所示;"社区"的内容页上包括 39 个综合论坛和 32 个专业论坛,共计 71 个网站链接,如图 5.5[①]所示。

| | | | | | |
|---|---|---|---|---|---|
| 天气预报 | 电视节目 | 北京时间 | 股票查询 | 基金净值 | |
| 外汇牌价 | 地图 | 黄历 | 医院查询 | 菜谱 | |
| 常用电话 | 邮箱 | 周公解梦 | 列车时刻 | 学上网小课堂 | |
| 名站 | 百度 | 新浪 | 搜狐 | 腾讯 | 开心 | 更多 >> |
| 新闻 | 新华网 | 人民网 | 凤凰网 | 新浪新闻 | 中国新闻网 | 更多 >> |
| 音乐 | 流金岁月 | 经典老歌 | 流行歌曲 | 好听 | 百度音乐 | 更多 >> |
| 游戏 | 在线小游戏 | 开心农场 | 赛尔号 | 连连看 | 棋牌小游戏 | 更多 >> |
| 听书 | 天方听书 | 评书吧 | 有声小说 | 凤凰知青频道 | 新浪文史 | 更多 >> |
| 视频 | 优酷 | 土豆 | 百度视频 | 奇艺视频 | 新三国演义 | 更多 >> |
| 曲艺 | 戏曲大全 | 相声大全 | 九州大戏台 | 梨园春 | 赵本山视频 | 更多 >> |
| 书画 | 中国书法网 | 古玩论坛 | 篆刻论坛 | 书法论坛 | 雅昌艺术网 | 更多 >> |

图 5.3 "百度老年搜索"首页截图

搜索引擎具有强大的信息聚合及传播扩散能力,方便用户对网络信息资源的选择和利用,作为首款针对老年人用户的搜索引擎,百度老年搜索不仅为老年人提供了获取网络信息资源的工具,更在行业中树立了重视老年用户的服务标杆。无论是对老年人用户自身,还是信息服务行业本身都有着积极的意义。同时该搜索引擎还有很多可以继续改进的地方。在内容上,"名站"一类下的链接都是针对一般民众的综合性网站,老年人专门网站的提供比较少,如我国最为权威的"全国老龄工作委员会官网",专门针对中老年人服务的"枫网""中国老年网"等。在类别上,可增加方便老年人日常生活的网站链接,如"水电缴费""电话缴费"等。还有类别的分类名称与内部名称不符,如首页的分类主题是"社区",在内容页中的分类确是"综合论坛"和"专业论坛",这有悖信息资源组织系统性的原则与要求,虽然意义可能差不多,但还是有损内容的一致性。

---

① 数据获取时间为 2015 年 3 月 20 日。

| Baidu 百度 测试版 | 新闻 网页 贴吧 知道 音乐 图片 视频 | | | | |
|---|---|---|---|---|---|
| 老年搜索 | | | 百度一下 | 设为首页 网友留言 | |
| 百度 | 新浪 | 搜狐 | | 网易 | 谷歌 |
| 腾讯 | 迅雷 | 淘宝 | | 优酷 | 土豆 |
| 校内网 | 开心网 | 51空间 | | CCTV | 新华网 |
| 凤凰网 | 雅虎 | 起点中文 | | MSN中国 | 工商银行 |
| 招商银行 | 天涯社区 | 猫扑 | | 东方财富网 | 搜房网 |
| 人民网 | 联合早报 | 金融界 | | 中华网 | ChinaRen |
| 汽车之家 | 泡泡网 | 当当网 | | 卓越网 | 携程 |
| 世纪佳缘 | 狗狗影视 | 赶集网 | | 丁丁网 | NBA官方 |

图 5.4 "百度老年搜索"——"名站"页面截图

| 综合论坛 | | | | |
|---|---|---|---|---|
| 百度贴吧 | 天涯社区 | 新浪论坛 | 搜狐社区 | QQ论坛 |
| 网易论坛 | 华声论坛 | 西祠胡同 | 猫扑 | 红网论坛 |
| 新华网论坛 | 青青岛社区 | ChinaRen社区 | 国际在线论坛 | 19楼论坛 |
| 凤凰论坛 | 凯迪社区 | 西陆社区 | 泡泡俱乐部 | 大洋论坛 |
| 京华论坛 | 杭州网论坛 | 四川麻辣社区 | 大旗网 | 强国论坛 |
| 湖北东湖社区 | 瑞丽论坛 | 福建论坛 | Tom论坛 | 山东大众社区 |
| 河南大河社区 | 5460同学录 | 水木社区 | 古城热线论坛 | 广西红豆社区 |
| 上海热线论坛 | 合肥论坛 | 热门贴吧 | 老小孩 | |
| 专业论坛 | | | | |
| 色影无忌 | 图酷论坛 | 中国会计社区 | 铁血社区 | 搜房业主论坛 |
| 阿里巴巴商人论坛 | 天圆地方建筑论坛 | 深度论坛 | 中关村在线论坛 | 木蚂蚁社区 |
| 电脑报论坛 | CSDN论坛 | 电玩巴士 | 东方财富网论坛 | 股吧 |
| 考研论坛 | 爱卡汽车论坛 | 八目妖社区 | 哈哈社区 | 多玩论坛 |
| 39健康社区 | 塞班手机论坛 | 会计人 | 摇篮网-育儿论坛 | 红袖论坛 |
| 中国驴友论坛 | 国学论坛 | 时尚论坛 | 家电论坛 | ABBS建筑论坛 |
| ubuntu中文论坛 | 丫丫家庭社区 | | | |

图 5.5 "百度老年搜索"——"社区"页面截图

## 5.4.2 门户网站

以政府机构的老年人门户网站为例阐释当今老年门户网站信息资源组织的现状与改进措施。

### (1) 政府机构的老年人信息资源组织的优势

第一,信息资源具有较大存量。如前所述,政府是当前我国老年人工作与服务提供的主要机构,积累了大量的相关信息资源。如老年人人口学信息、老年人生活状态[①]、老龄事业发展状况[②]等的信息。第二，信息来源可靠，具有较强的客观性。得益于政府的管理职责，依赖于我国建制完备的政府工作体系，政府可得到较为完整、可信的老年人人口学信息。政府老年人信息信息来源为各级老龄工作委员会办公室；内容特征为区域和老年人人口数量，区域是国家行政划分确定的，人口数量是可以单个计数的，整体而言比较符合实情，具有较高准确性。第三，从信息形式而言，当前公众可以看到的政府发布的老年人信息以网络信息为主，通过政府网站发布。如历年来老年人人口数量变化，不同年龄段老年人的数量等，这些信息大多是各地老龄办统计所得，所得信息一方面发布于自己本单位网站，同时上传至全国老龄办，在全国老龄工作委员会办公室官网进行统一发布。

（2）政府机构老年人信息资源组织的缺点及其克服

政府老年人工作因其有国家从上至下的各级行政机关的支持，老年人信息资源组织拥有很多优势。但由于行政色彩较浓，当前的政府机构老年人信息资源组织存在以下不足：

第一，信息有序化程度有待提高。

信息特征有序化是信息资源组织工作的基本要求之一。信息特征有序化要求：一是将内容或外在特征相同或者相关的信息集中在一起，把无关的信息区别开来；二是集中在一起的信息要有系统、有条理，按一定标识呈现某种秩序，并能表达某种意义；三是相关信息单元之间的关系要明确化，并能产生某种关联性，或者能给人某种新的启示。

我国政府的老年人信息资源的有序化程度有待提高。以老年人统计信息为例，当前的老年人统计信息以行政区域为特征进行划分，我国的行政区域按级别从上到下依次为省、自治区、直辖市；自治州、县、自治县、市；乡、民族乡、镇，老年人数据按不同的级别有不同的数量。全国的老年人统计数据汇集于全国老龄工作委员会办公室，在老龄工作委员会办公室的官网"老龄统计"专栏中，全部是老年人的统计信息，起到了一定的信息区分的作用，但有的是某省的、有的是某市的、有的是市某区的、有的是某县的，都统一以篇名、条状显示，秩序性不强，稍显混乱，如图 5.6[③]所示。应该对信息的内、外特征进行细化、挖掘、加工整理并归类。大量的老年人数量统计数据，可按省、市、县进行三级分类，按照地图进行索引，类似如天气预报的索引一样，使老年人的统计数据具有整体性和系统性，提高信息的可视化程度，方便用户的使用。

---

① 广州老年学会. 广州市老年人生活状况调查[M]. 广州：中山大学出版社，2010.
② 北京市老龄工作委员会办公室. 北京市 2013 年老年人口信息和老龄事业发展状况报告[R].北京：北京市民政局，市老龄办，2014.
③ 数据获取时间为 2015 年 3 月 16 日.

| ▶ 老龄统计 | |
|---|---|
| ▹ 湖南劳动年龄人口比例持续下降 人口老龄化加速 | 2015-03-16 |
| ▹ 嘉兴市60岁以上老年人口已达81.26万 | 2015-03-13 |
| ▹ 济宁市有394位百岁老人 最高寿者115岁 | 2015-03-12 |
| ▹ 烟台市养老机构达229个床位4.6万张 | 2015-03-12 |
| ▹ 济南市百岁老人达244位连年增长 | 2015-03-10 |
| ▹ 乌鲁木齐市老年人口快速增长总量已达38.48万人 | 2015-03-09 |
| ▹ 江西省赣州市老年人口突破120万人 | 2015-03-05 |
| ▹ 浙江安吉县人口老龄化迅猛老年人口已突破9.2万人 | 2015-02-28 |
| ▹ 菏泽市百岁老人达977人 | 2015-02-28 |
| ▹ 山东省枣庄市百岁老人突破263人最高寿老人达115岁 | 2015-02-25 |
| ▹ 贵州省黔西南州百岁老人突破119人最高寿达113岁 | 2015-02-11 |
| ▹ 浙江桐庐县老年人口比例突破20% | 2015-02-06 |
| ▹ 武汉人口老龄化程度加剧：60周岁以上人口占18.86% | 2015-02-03 |

图 5.6　全国老龄工作委员会办公室官网"老龄统计"目录页截图

第二，宏观信息组织和微观信息组织的关系有失均衡。

系统性原则是信息资源组织工作的基本原则之一，要做到信息资源的系统性，应处理好宏观信息组织与微观信息组织的关系。在老年人口数量的信息上，政府的微观信息组织工作做得比较好，各行政区域逐级统计上报，但如前所述，内容过于零散，缺乏宏观上的信息组织；对老年人的生活状况、社会活动、精神心理状况等的调研结果显示，注重整体特征的归纳和数据统计，个案性资料不多。按信息的加工程度划分，以二次信息居多，如大部分的老年相关视频、音像信息都是新闻性质的报道，着眼点在于外部某单位的工作。一次信息，老年人对自我需求表达的言语、音像、视频等信息缺乏，而这是可靠性程度最高的。其次，经过深加工的三次信息也比较少。例如，全国老龄工作委员会办公室官网有"智能化产品"的专栏，专栏中看标题，90%以上都只强调了智能化，但文章内容有的介绍老龄智能化产品的发展趋势，有的是介绍某一种智能化产品，有的是介绍某市区正在试点老龄智能产品的应用，如果对内容进行进一步加工，进行再次分类和标引，将大大减轻用户的时间，提升信息资源价值。

当前的政府老年人信息资源从表现形式来说，以文字信息居多，辅助以一些图像信息，声音和视频信息相对较少，即使有也多是对老年人文体会演的记录，内容单一。而从信息的利用来说，描述性的言语更利于公众对所表达信息的获取，宏观性的数据统计和特征表述更适用于工作总结和学术汇报。政府老年人信息资源的可视化做得比较欠缺，应该多采用一些规范的信息资源组织方法与技术，把不同内容的信息以最方便利用的形式展示，如数据用图表是最可以让人一目了然的。

第三，政策信息为主，内容可进一步完善。

有的老龄委信息挂靠在市政府网站上，如北京市老年人工作的官方文件挂在民政局官方网站的"为老服务"栏目之下，如图 5.7①所示。晋城市民政局在"晋城在线"政府官网的"部门服务"链接下，在民政局的网页上没有设置专门的老年人栏目；有的地区建立有独立的老龄委网站，如江苏省和湖北省。江苏省老龄委官网的主要内容分类见图 5.8①。内容包括老龄要闻、老龄视野、老龄动态、老龄研究、政策法规、权益保障、居家养老等。湖北省老龄委官网主要分类见图 5.9①，包括老龄要闻、领导讲话、机构职能、地方老龄、银龄行动、重要文件、经验交流、新闻资讯、权益保障、政策法规等。可见内容分类大体相同。网页的具体内容差别较大，如江苏省老龄委"政策法规"下有内容 60 条，湖北省"政策法规"下有内容 24 条。市、县一级的老龄委官网上的内容数量差别更大。老龄委网站作为政府老年人信息资源工作的展示窗口，当前的政府组织的老年人信息以行政性工作内容居多，如果把各老龄产业的发展状况、本地老年人的生活状况等信息融入政府的老年人信息资源建设，将大大提升政府老年人信息资源的内在价值。

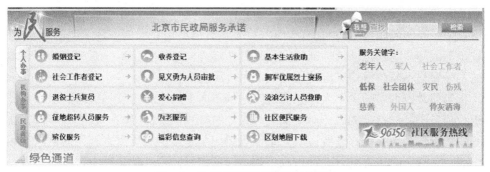

图 5.7　北京市民政局官网内页截图

---

① 数据获取时间为 2015 年 3 月 18 日.

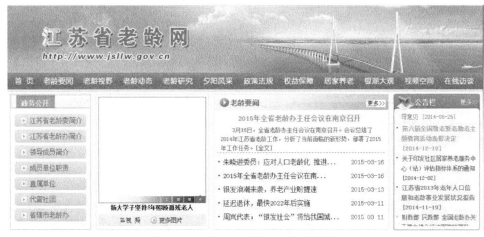

图 5.8 江苏省老龄委官网首页截图

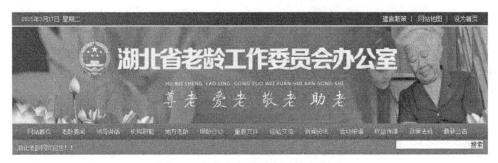

图 5.9 湖北省老龄委官网首页截图

第四，服务对象单一，信息流向受限。

现代管理科学的基本原理表明，信息作用力的大小取决于信息流动的方向。信息整序要做到信息流向明确化。第一，要认真研究用户的信息需求和信息行为，按照不同用户的信息活动特征确定信息的传递方向；第二，要注意根据信息环境的发展变化不断调整信息流动的方向，尽量形成信息合力。[①]

当前政府拥有的老年人信息的流向是从下向上的流动，低一级政府工作人员组织信息资源时设定的服务对象是上一级政府管理部门。当前的政府老年人工作者缺乏信息组织意识，或者说缺乏将信息组织起来是为了更多人利用的意识，在组织信息资源时思考的是上级行政主管部门的信息需求和信息行为，按照上级行政主管人员的信息活动特征和偏好来组织信息；这样组织出来的信息资源的适用面较窄，限制了信息资源价值的发挥。如前所述，专门针对老年人的百度老年搜索引擎未把任何一个老年政府网站列入服务链接。

要改进信息组织成果通用性不强的现状，应扩大政府信息资源组织的服务对

---

① 董相君. 电子商务企业协同化物流信息平台构建[D]. 吉林大学，2010.

象。政府民政工作人员应看到社会对老龄化信息的需求和老年人自身对相关信息的需求，促进信息资源的横向流动和从上向下的流动。所谓的横向流动，是促进源自政府机构的老年人信息向社会化组织（各种经营实体、第三方组织、科研和教学机构）等的流动，指导这些组织对老龄化形势的认识，鼓励这些组织参与老年人工作。所谓从上向下的流动，是政府拥有的老年人信息传达给老年人，触动老年人对自身的发展思考和环境考量。简而言之，政府信息资源组织应该把服务对象从上级主管部门扩大到老年人和老年人产业单位的身上，通过信息资源服务对象的增加与扩大，降低信息资源组织成本，获得信息资源更大的收益。

### 5.4.3 跨系统的整合平台

老年人用户信息需求的综合化和个性化，以及信息资源体系自身的多样化，在信息技术的支撑下，能够组织更多信息资源内容的、处理更多老年人用户需求的基于网络的跨行业、跨系统的信息服务的整合平台的建设是未来老年人信息服务的发展趋势，相关的信息资源组织是其服务实现的基础。

当前我国的老年人信息资源组织存在着条块分割、独立封闭、自成体系的问题。长期以来，我国的老年人服务机构和相关部门以其所属系统、部门的老年人用户信息需求为依据，对信息进行搜索、组织、整序和揭示，从而将其提供给各自的用户。信息资源组织以部门化、系统化和专业化为特点。如国家卫健委负责老年人卫生工作的信息组织，公布《老年人跌倒干预技术指南》等；劳动和社会保障部负责老年人退休相关工作，如人力资源和社会保障部发出《关于对异地居住退休人员进行领取养老金资格协助认证工作的通知》；住房和城乡建设部负责和老年人住房相关的工作，印发了《住房城乡建设部等部门关于加强养老服务设施规划建设工作的通知》（建标〔201〕23号）。对于用户来说，要了解老年人工作某方面的信息，就得周转于国家各系统、部门的网站之中。社会信息化的大背景下，这样的信息服务已不能满足老年人自身、老年人科研和其他相关人员的信息需求。基于此，应立足于国内信息化环境基础，基于电子政务发展的基础，乘当前国家对老龄化越来越重视的东风，由全国老龄工作委员会办公室主持，以全国老龄工作委员会办公室、财政部共同组成领导小组，并聘请专家成立咨询委员会给予项目咨询，整合全国范围老龄办、老龄工作相关部门和单位拥有的与老年人工作相关的信息资源，建立老年人信息资源联合目录。以老年人用户为中心，为老年人用户提供跨系统的信息利用通用平台，实现面向老年人的服务业务整合，规模化、系统化老年人数字资源建设。信息资源的组织是提供优质信息服务的前提，我国当前的老年人工作体系决定了信息的区域性特征，信息的地域分类可以此为依据，在跨系统整合平台中的老年人信息组织主要应按照信息内容的所属栏目进行。将采集信息源细化到各个相关部门网站的最底层栏目，做好初步分类工作，并将其归入到集成后的平台分类体系中。通过过滤和评估，这些信息仍归入其信息源所对应的信息分类，如卫生医疗、劳动保障、住房等。

## 5.5 本章小结

鉴于城市老年人信息服务现况，应重视面向老年人信息需求的信息资源组织，为城市老年人信息服务的改善提供资源支持。

基于老年人需求的信息资源组织应充分调查与捕捉老年人的不同信息需求，利用数字化信息技术，依托国家信息基础设施，建立以老年人为中心的信息资源组织网络，构建整合各种载体、各种类型信息资源的老年人信息资源系统，提高信息资源的可用性。

应采取联合开发区域网络协作的实施策略、依托现有的数字化老年人信息资源检索平台，建成共享专题数据库；应针对城市空巢老人、随迁老人、孤寡老人的不同信息需求特点推出信息服务；应开发和完善老年人搜索引擎，门户网站信息内容有待进一步丰富、信息组织的有序性要继续提高，增强不同方向的信息流动；跨系统的整合平台是老年网络信息服务的发展趋势。

# 6 基于城市老年人信息需求的社会服务保障体系

城市老年人的信息服务提供需要有多维一体的保障。构建城市老年人信息服务保障体系，一方面可保障信息资源供给，另一方面可保障信息服务工作效能。城市老年人信息服务体系建设是实现国家老龄事业发展的重要组成部分，是确保老年人服务信息畅通无阻的快速流动，提高老年人信息资源利用率的重要举措。而老年人信息服务体系的保障机制是老年人信息服务体系的内在机能和运转方式。城市老年人信息服务保障体系是否能够顺畅运转，关系到老年人信息服务工作能否落到实处，决定着老年人信息服务提供主体与服务客体之间的有效链接。

## 6.1 构建多维一体的城市老年人信息服务社会保障体系

### 6.1.1 信息服务是保障城市老年人晚年幸福的重要途径

人口老龄化是社会经济进步的结果。但与此同时，数量剧增的老年人对生活保障、医疗卫生、休闲娱乐、社会参与信息获取等多种服务的需求也随之增加。中国作为一个未富先老的发展中国家，人均国民收入远远低于发达国家。在社会保障、医疗卫生、公共休闲设施、志愿者服务等方面的物质设施和制度准备还没有达到发达国家水平之时就进入了老龄化社会。老龄化作为社会发展的一个自然趋势，成了规模大、负担重的全国性难题。单靠外部力量的帮助与扶持，按照目前我国公共服务的供给情况，一则无法满足老年人的需求，二则会更加削弱老年人在社会中的地位。单纯接受者的角色也将使老年人成为越来越沉默的群体。在社会支持的同时，老年人自身力量的调动程度对老年人的生活状况有重要影响。要实现积极老龄化的目标，必须让老年人能够实现老年信息化，在社会大环境中发挥自己的作用、定位自己的角色。

活动理论是社会学关于老年人的研究成果之一。该理论假设：老年人的社会角色丧失越多，参与的活动就越少；老年人的自我认识需要在社会活动中得到形成和证明；自我认识的稳定性源于角色的稳定性；自我认识越清楚，生活满意度越高[1]。认知活动水平高的老年人比认知活动水平低的老年人更容易感到生活满意和更能适应社会[2]。

---

[1] 祁峰. 和谐社会视域下中国城市居家养老研究[D]. 大连：大连海事大学，2010：36.
[2] 叶鉴. 老年志愿服务对老年人继续社会化的功能研究[D]. 上海：华东理工大学，2011：19-20.

进入老年期，由于退休和随子女迁徙等因素，我国大部分城市老年人个体与社会的互动关系弱化，其社会角色中断或者向次一级角色变换，如劳动角色转换为供养角色，决策角色转换为服从角色，工具角色转换为情感角色，父母角色转换为祖父母角色[①]。在老年期随着社会角色的变化，其社会地位也发生了转变。社会地位是伴随社会角色而来的社会责任和社会尊严。一般来说，社会角色重要，社会责任和社会尊严就高；社会角色不太重要，社会责任和社会尊严就不太高。社会角色发生变化、社会责任和社会尊严也会发生相应变化。我国老年人社会地位的变化趋势是降低型。经济的高速发展需要继续社会化和接受能力强的年轻劳动者。老年人反应慢、知识更新能力较弱，因此，老年人的地位与社会变迁率成反比。而且老年人因体力健康等方面的原因，难以适应高度流动的社会需求。所以，高度的社会变革与进步反而会降低老年人的地位[②]。从宏观环境来说，社会缺乏对老年人口群体社会价值和作用的全面的认识和评价。但从微观环境来说，老年人口自救自主意识不强是重要原因。如"广场舞大妈"之所以受到社会广泛关注的诱因，是这些老年人与生活习惯不同的年轻人之间的冲突。扎破车轮胎、与城管发生激烈冲突等典型新闻事件的出现，并不是偶然的。从老年人的角度讲，在闲暇时间锻炼身体是应该受到支持的，社会对此应该鼓励。只是老年人没有通过正规的渠道去维护自己的权益，不正确的维权方式，在晕轮效应下，导致社会对老年人整体的不良评价。

信息服务的过程是使信息引起受众注意，通过作用于受众感觉器官，经受受众感知、兴趣的筛选，作用于受众思维，与其认知结构发生反应，并最终作用于受众的情感、意志，与其个性发生反应的过程。信息服务的最终目的是使受众的认知结构和个性情感意志发生预期变化。要提高老年人的自救自主意识，关键在于老年人自身认知结构和情感、意志的变化。老年人自己首先要正视自己的价值和作用，并积极参与力所能及的社会活动，发挥自己的价值和作用。鼓励老年人为了实现自己想法的信息寻求、针对老年人社会化的信息服务可有效助力于这一目标的实现[③]。作为数量巨大的群体，老年人要学会通过合法手段和渠道争取无年龄歧视的就业、休闲活动场地支持、医疗保障等合法权益。城市老年人信息服务可为老年人的这些行为提供指导。借助于相应的信息，老年人知道自己的哪些权益应该受到保护，如果没有得到服务提供或者受到侵害，应该求助于哪些部门。

总之，针对老年人信息服务着眼于老年人现实生活中的问题，为其提供相应

---

① 王艳芳，冯志涛. 城市社区居家养老需求供给影响因素分析[J]. 合作经济与科技，2009，11：114-115.
② 臧秀娟. 老年人地位变迁的社会学思考[J]. 江苏经贸职业技术学院学报，2012，（2）：22-24.
③ Manafo E, Wong S. Exploring Older Adults' Health Information Seeking Behavior[J]. Journal of Nutrition Education & Behavior[serial online], 2012, 44（1）：85-89.

的信息帮助，指导老年人的行为决策，助于老年人各种社会活动和行为的实现，提高老年人的自我评价，促进社会对老年人群体认知的改观，让老年人在尊重、宽容的社会环境中乐享生活。

### 6.1.2 单一的社会机构无法提供城市老年人信息服务保障

如前所述，城市老年人信息需求具有综合性和多元性。老年人日常生活需要的信息所对应的资源涉及国家的各个部门，社会的各行各业。在我国条块分割的管理机制下，也存储于各个部门与各行业经营实体。单一的社会机构无法为城市老年人提供充分的信息服务保障。以北京市老年人优待政策相关信息为例，在首都之窗（http：//www.beijing.gov.cn/）网站的"北京市老年人优待政策"专栏下有内容集成目录，包括医疗保健、生活服务、文体休闲和维权服务四大类，见图6.1[①]。

其中，医疗保健类别的信息主要来源于卫生系统提供，如《医疗机构落实老年人优待工作的实施细则（试行）》京卫妇社字〔2008〕24号，还有的信息来源于民政部门，如《北京市社区服务中心落实老年人优待项目实施细则》。生活服务中的老年人免费乘坐公交车的优惠政策信息来源于北京市运输管理局；文体休闲方面公园景区的优待信息由北京市园林绿化局和公园管理中心制定、发布，旅游景区的优待名单信息由北京市旅游局制定发布。维权服务方面的信息来自于北京市司法局。

---

① 数据获取时间为2015年3月28日。

| | |
|---|---|
| 文体休闲 | 市、区(县)级政府投资主办或控股的公园、风景名胜等旅游景区对65周岁及以上老年人免收门票费(大型活动期间除外)。60至64周岁老年人优惠购买市属公园通用年票,每张50元。提倡非政府投资主办或控股的公园、风景名胜等旅游景区,对老年人给予适当优惠。<br>▸责任单位:市园林绿化局、市公园管理中心、市旅游局、区(县)人民政府　▸实施细则 |
| | 市、区(县)级财政支持的各类博物馆(院)、美术科技和纪念场馆、烈士纪念建筑物、名人故居、公共图书馆等公益性文化设施向老年人免费开放。提倡非财政支持的公益性文化设施为老年人提供优惠服务。<br>▸责任单位:市文物局、市文化局、市总工会、区(县)人民政府　▸实施细则 |
| | 市、区(县)级财政支持的公共体育场馆为老年人健身活动提供优惠服务。提倡非财政支持的公益性文体设施为老年文体团队活动优先提供场地。<br>▸责任单位:市体育局、市总工会、市文化局、区(县)人民政府　▸实施细则 |
| | 各级文化馆(站、宫、活动中心、室)对老年人免费开放。市、区(县)、街道(乡镇)所属文化中心(站)每月定期为驻区老年人免费放映一场电影。<br>▸责任单位:市文化局、区(县)人民政府　▸实施细则 |
| | 市、区(县)、街道(乡镇)社区服务中心和老年活动中心(站、室)对老年人提供优惠服务。市老年心理咨询热线(96158)为老年人提供免费心理咨询服务。<br>▸责任单位:市民政局、市老龄办、区(县)人民政府　▸实施细则 |
| 维权服务 | 律师事务所、公证处、基层法律服务所和其他社会法律服务机构,应优先为老年人提供减免费法律咨询和有关服务。对城市三无老人、农村五保老人和享受城乡居民最低生活保障待遇老年人提出的法律援助申请,要优先受理。<br>▸责任单位:市司法局、区(县)人民政府　▸实施细则 |

图 6.1　北京市老年人优待项目列表

北京市老年人优待工作依靠的是老龄工作委员会的牵头和市各个职能部门的参与协调,才使得工作得以借助网络统一开展。老年人在进行相关活动时可依照规定的内容享受优惠。看病、逛公园、出行只是老年人生活中众多活动中的几种。生活中老年人遇到的问题多种多样,琐碎但不容忽视,如老年人记忆力减退,出门时经常忘记关水、关煤气等。政府部门人员有可能对孤寡和空巢老人进行定期拜访,了解老人的身体和心理状况,但不可能每天都去老人家里看一切设施是否安好。在物联网和传感技术已经相对成熟的前提下,老年人智能化产品的需求被激发。老年人智能化产品的提供和服务,需依靠营利性经济实体。而老年人生活空虚、寂寞,在面对退休、丧偶、异地迁徙时所产生的各种心理不适,需要相应的心理疏导服务,这些工作需要大量经过专业培训的人员服务,而这是人员编制有限的政府机构无法提供的。

### 6.1.3　城市老年人信息服务社会保障体系构建

老年人的需求状况决定了单纯依靠政府是无法为老年人提供足够的信息服务保障的,还必须借助市场机制,引导企业、个人以及家庭其他成员的积极参与。我们认为老年人信息服务社会保障体系由老年人信息服务保障体系建设和老年人信息服务保障体系运行机制两部分构成。具体内容如图 6.2 所示。

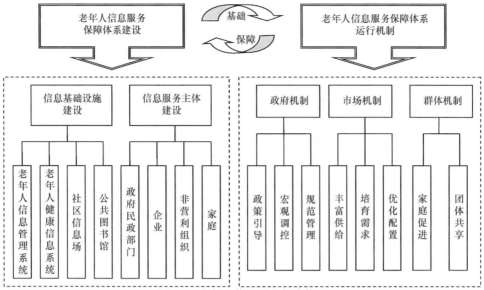

图 6.2 老年人信息服务保障体系

从图 6.2 可以看出，老年人信息服务工作体系包括面向老年人信息需求的信息基础设施建设和信息服务主体建设两方面。信息基础设施建设和信息服务主体建设是老年人信息服务提供与利用的前提。基于老年人信息需求的信息基础设施建设包括社会老年人信息管理系统、老年人健康信息系统、社区信息场和公共图书馆等；老年人信息服务提供主体应包括政府民政部门、企业、非营利组织和家庭等。信息基础设施建设是老年人信息服务工作得以开展的物质条件，包括活动场所建设和信息设备建设。老年人信息服务需要不同来源信息的支持，不同的信息服务主体能够提供不同的信息[①]，因此，老年人信息服务社会保障体系需要建立和健全各种老年人信息服务主体。老年人信息服务主体的建设需要各类社会部门：政府民政部门、企业、非营利组织和家庭的共同参与和努力。

## 6.2 老年人信息服务工作体系建设

### 6.2.1 信息基础设施建设

（1）社区老年人信息管理系统

信息服务发展的原动力是信息供给与信息需求之间的矛盾。它贯穿信息服务过程的始终，决定信息服务的目标和运行机制。在这个矛盾中，信息需求是矛盾的主要方面，是建立和改善信息服务系统的重要依据，满足用户的信息需求是信息服务

---

① 朱秀梅，陈凌. 企业自主创新信息服务体系构建研究[J]. 情报资料工作，2008，（2）：49-52.

系统的最终目标[①]。通过广泛调研所获取的数据可以在一定程度上了解老年人信息需求的内容和特点，但由于整体文化素质偏低和信息教育缺失等原因，老年人的很多信息需求都是没有意识到的，即使意识到、表达出来与自己的实际需求也未必完全相符。要定位老年人的信息需求，需要对老年人日常生活状态做长时记录与分析。在社区建立老年人信息档案应是社区老年人信息服务的基本且最重要的内容。

社区老年人信息管理系统的内容应该包括老年人自身基本信息、民政信息、健康医疗信息、社会服务信息几大部分。

老年人自身基本信息包括姓名、身份证、性别、出生日期、民族、文化程度、现在住址、登记时间等信息，图6.3[②]是苏州市老年人信息管理系统录入界面。

民政信息包括优待证办理信息、高龄补贴信息、信访信息等。优待证办理信息包括达到年龄标准的老年人优待证的登记、发放、丢失、补办等信息；高龄补贴信息包括高龄老人长寿补贴基本信息、发放记录等；信访信息包括老年人信访内容、过程、处理结果等。

健康医疗信息包括老年人的基本健康状况，为根据老年人的健康状况的基本医疗、预防保健和健康教育等多层次的综合性医疗卫生服务提供依据。

建设老年人信息管理系统的目的是为了以社区为依托，方便对老年人提供社会服务。

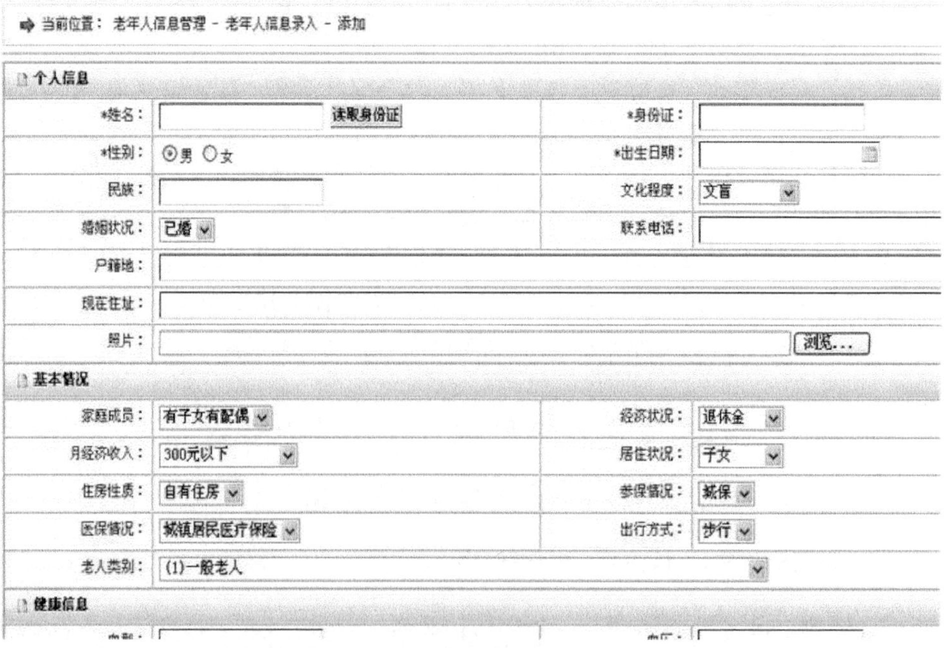

图6.3 苏州市老年人信息管理系统信息录入界面

---

① 齐虹. 信息中介规则——信息服务原理研究[M]. 北京：中央编译出版社，2012.42.
② 数据获取时间为2015年3月30日。

作为老年人社会生活最主要场所的社区可以让老年人的养老实现"不离巢、不离家、不离伴",以社区为依托的居家养老服务是我国城市社区老年人工作的主要内容[①]。

社区政务、社区福利服务和文体娱乐管理是社区老年人服务信息系统的主要内容。

社区政务的主要内容包括高龄补助、低保、老年人优待项目内容、合法就业岗位等与每位老年人相关的信息;无物业管理的居民区卫生、社区内居民安全隐患、健身场所、教育机构等与老年人群体活动相关的信息。

社区老年人福利服务的主要内容包括社区购物点分布与路线指引,社区周围医疗点介绍与路线指引,贫困老人申请援助指南,提供精神慰藉、情感交流等服务的社区志愿者组织和联系方式,紧急救助系统的使用指南、电子监控、居家照料、家政服务、订餐、订水、缴水电费等社区服务使用说明等。

文体娱乐管理的主要内容包括娱乐活动、体育锻炼场地和设施的管理和使用说明等。

（2）老年人健康信息档案

老年人健康信息系统是居民健康档案系统的一部分。居民健康档案是由个人基本信息表、健康体检表、接诊记录表、会诊记录表、双向转诊单、居民健康档案信息卡组成的系统化档案记录,是记录有关居民健康信息的系统化文件,是社区卫生服务工作中收集、记录社区居民健康信息的重要工具;是社区顺利开展各项卫生保健工作,满足社区居民的预防、医疗、保健、康复、健康教育、生育指导等"六位一体"的卫生服务需求及提供经济、有效、综合、连续的基层卫生服务的重要保证[②]。国家重视居民健康档案的建设,2009年12月3日卫生部公布的《卫生部关于规范城乡居民健康档案管理的指导意见》指出,建立城乡居民健康档案的工作目标是——从2009年开始,逐步在全国统一建立居民健康档案,并实施规范管理。到2009年底,按照国家统一建立居民健康档案的要求,农村居民健康档案试点建档率达到5%,城市地区居民健康档案建档率达到30%;到2011年,农村达到30%,城市达到50%。到2020年,初步建立起覆盖城乡居民的,符合基层实际的,统一、科学、规范的健康档案建立、使用和管理制度。以健康档案为载体,更好地为城乡居民提供连续、综合、适宜、经济的公共卫生服务和基本医疗服务[③]。由于前期宣传的欠缺和社区医疗人员的时间、精力有限,加之很多地区卫生部门对社区健康档案建档

---

① 李秋迪,左美云,何迎朝.新型网络环境下社区为老服务的模式和机制研究[J].云南行政学院学报,2014,(2):118-121.

② 卫生部,国家发展计划委员会,教育部,等.关于发展城市社区卫生服务的若干意见[S].1999-07-16.

③ 卫生部.卫生部关于规范城乡居民健康档案管理的指导意见[S].2009-12-03.

工作做了时间要求和此项工作与绩效考核挂钩的管理规定，导致某些社区医院健康档案过半造假。老年人的健康档案建设也存在同样的问题。H 社区医疗服务中心的主任是武汉市居民健康档案推广论证时的专业组成员之一，在谈到居民健康档案时说：

"居民健康档案是政府布置下来的工作任务，社区医疗卫生服务中心只为完成建档率，哪管以后的使用。一个身份证号只能对应建一个，我工作在 H 社区，住在 B 社区，户口在 C 社区，我都不知道自己的档案在什么地方，还谈什么健康指导？"

居民健康档案建设中产生类似"死档"问题的地方不在少数，产生原因的根源之一在于政府居民健康档案工作的推行重视速度，但对该项工作的人、财、物投入和工作性质认识不足。

解决方法之一在于确定群体试点，逐步全面推广的健康档案建设策略。老年人应作为试点的主要人群之一，老年人是健康保健意识较浓的群体，在对居民健康档案作用和意义进行社区宣传的前提基础下，鼓励老年人积极配合社区医疗人员的入户建档，或个人主动到社区建档。不以"快"和"量"作为单纯的衡量标准，以数据的真实性和完整性为基础、以个体健康问题为导向，真实、长时跟踪记录，为老年人的健康保健和疾病管理提供针对性建议，为医生对老年人的诊疗提供历史数据，方便医生提出诊疗方案。

（3）社区信息场

老年人最喜欢的信息服务方式是信息交流，社区信息场是满足老年人这一需求的最为经济和有效的方式之一。

1）社区信息场的概念

信息场的概念最早由费希尔在 1998 年提出，她对加拿大一家足疗诊所的老年患者与护士之间的信息分享行为进行了研究，在研究结果中提出了信息场的概念[①]。即人们为了完成某一特定的任务而聚集在某个地方，但却无意识地、偶然地分享到信息，这一暂时形成的可供人们分享信息的社会环境就是一种信息场。

信息场有四个特点：第一，信息场可在任何地点、任何暂时存在的环境中出现，个体存在是它出现的必备前提；第二，人们为了其他更为重要的原因出现在信息场，信息分享和获取并不是其主要目的；第三，社会互动是信息场中最基本的活动形式，信息分享只是社会互动的副产品；第四，信息场中的人们参与到正

---

[①] Fisher KE, Naumer CM. Information grounds: Theoretical basis and empirical finding on information flow in social settings[M]//Spink A, Cole C. New directions in human information behavior. Netherlands: Springer, 2006: 93-111.

式的和非正式的信息交流中，信息流动的方向是多向的。虽然信息场的存在主要是为了人们分享信息，但信息场与信息获取之间也有着密切的关系。

基于费希尔信息场的概念，社区信息场指的是社区内的聚集地，有较多空闲时间的老年人自愿地聚集在这里，不受限制地进行信息交流与共享。

2）信息场的影响因素

信息场的影响因素包括空间因素与社会因素两大方面。空间因素是信息场的重要因素。空间因素在具体信息场环境中包括很多细节，如具体信息场的地理位置、建筑物的类型、环境中具体物理设施的摆放和设置等。这些因素可以对信息寻求和分享行为有促进或者限制作用，影响着人们在信息场中信息交换的程度。信息场的地理位置一般都在信息场参与者较易出入的地方，地理位置的方便性对于信息场至关重要[1]。信息场给予其中活动者的隐私保护的感受也会影响人们对信息场的参与意愿。设置有供谈话的私人领域的场地可以更好地促进涉及个人的谈话，从而可以更好地发挥信息场的作用。相反，噪声很大的场所，可能会减少人们进行信息交流和信息分享的举动[2]。

情感因素、信息场中活动者扮演的角色、信息场的社会类型等社会因素是信息场的另一重要影响因素。信息场中参与者的互动意愿是构成信息寻求和分享的社会情感因素。活动者角色表明个人在这些场所的位置，在信息交流中影响着其他参与者的信息角色。信息场的类型可以提供独特的信息场入口。费希尔的研究表明，人们倾向于自发地参加信息场，在自发性的信息场中，人们会比较活跃。但是在一些被动的设置中，如公交车站牌或者在商场等候排队，人们的信息交流和分享行为也很积极，并且在信息提供者和信息接受者两个角色中转换频繁，这是因为一个人除了出现在这个信息场没有别的选择。

3）社区信息场的建设

为老年人服务的社区信息场建设有着社会因素方面的优势，老年人是有着强烈交往意愿的群体，非常愿意与人互动。老年人是有着丰富人生经验的群体，会根据交流过程中产生的问题自行调整角色定位。下面所述是小组访谈中的一幕情境，反映了城市老年人在群体交流中的自我控制与对他人的影响。

小组访谈中Z大爷曾任厂长，Y大爷退休前是工会主席，L大爷是高级工程师，三位大爷年龄相仿，是同一个单位的退休人员。三位大爷都很健谈，但风格迥异，Z大爷说话谨慎、理智；Y大爷喜欢"八卦"小道消息，L大爷言辞实在，有一说一。访谈中，Z大爷围绕主题说了10分钟后，Y大爷接住了话头，马上话

---

[1] Fisher KE, Landry CF, Naumerc. Social spaces, casual interactions, meaningful exchanges: "information ground", characteristics based on the college student experience[J]. Information Research: an international electronic journal, 2007, 12（2）: 291.

[2] 马岩，王锰. 国外信息场理论的发展与演进研究[J]. 图书与情报, 2014, （1）: 105-110.

题就偏离了方向，Z大爷本来是身体向前倾，呈倾听状的，在Y大爷开始跑题后身体后移靠在了椅子上，目光移至窗外，任由Y大爷说了大约10分钟后，Z大爷慢慢开口："老Y，你说的跑题了，人家问的是……"，随后Y大爷又把话题扯了回来。

　　城市老年人社区信息场的建设的关键是对空间因素的把握。第一是选址，如果社区面积比较大，社区信息场最好建在社区的中心位置，方便住在社区不同方位老年人的抵达；如果社区面积不是很大，社区信息场可以建立在社区较为安静的地方。第二是空间布置，社区信息场最好是开放式的场所，方便老年人自由出入；配备有带靠背的椅子，最好有个柜子，里面放置有软垫，老年人需要时可垫在屁股下或背后，软垫上可有"社区老人专用"的标识，以防老年人将其与自己的物品弄混。物品应有明确的使用指南，如柜子上关于软垫的取用与存放的说明；在桌椅之间最好有分区或者隔断，一来为老年人营造一定的隐私感，二来可以区分开不同兴趣的老年人，如有的老年人喜欢聊天、有的喜欢下棋、有的喜欢打牌；社区信息场应由露天和室内两部分组成，露天信息场方便气候宜人时老人晒太阳、聊天；室内信息场方便天气状况不佳时老年人相聚。图6.4①和图6.5①为走访时B社区的中心公园的场景，虽格局分布较好，但除表演用的小舞台外，其他地方皆是露天，夏天日头直射，冬天寒风凛冽，除春秋天气较好时，老年人在这里出现得很少。

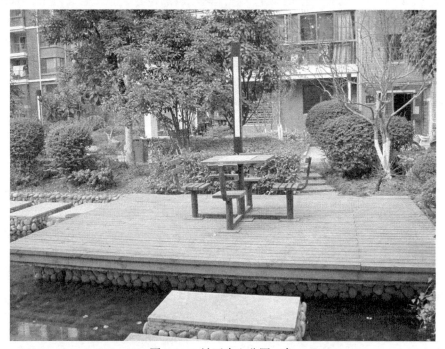

图6.4　B社区中心公园一角

---

①　照片拍摄时间为2015年1月23日。

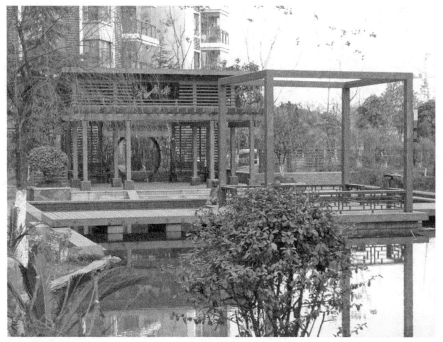

图 6.5　B 社区中心公园小舞台

在为老年人提供信息交流场所的同时，信息场还可发挥社区信息发布与搜集的作用，在信息场内设置公告栏，张贴大字版的"领取高龄补助""办理老年优待证流程""社区超市优惠季""秋季饮食防燥"等社区工作、生活服务、养生保健等内容的通知、公告。除社区信息发布外，还可设立老年人信箱，老年人可把对自己生活中遇到的问题、发现的社区工作中存在的问题等投入老年人信箱，但想要长时发挥搜集信息的作用，一定要对老年人提出的问题进行及时反馈，否则老年人将会将其视为形式化的摆设。

社区信息场的建设除了设施提供，维护和修理工作同样重要。清洁工在打扫地面卫生的同时，要把社区信息场的桌椅卫生做好，"破窗理论"给予我们启示，桌椅一旦脏了，就容易损坏，修理或再购买新的都需要比较大的投资，平时把清洁工作做好，即使有损坏，也会有人及时报修。图 6.6[①]是 B 社区中心公园的椅子，因落满灰尘，给人的感觉不是方便人们休息的设施，而是有碍观瞻的存在。

除了专门的社区信息场物品的布置，社区还要在医疗服务中心、超市、健身场所等老年人日常生活常去的场所设置椅子供老年人歇脚。在这些处所等待的时间是最易发生偶然信息交流与共享的地方，有个可以短暂休息的地方会极大提高

---

① 照片拍摄时间为 2015 年 1 月 23 日。

老年人与人交流的愿望,从而在节省时间成本的同时满足老年人与人交流、信息分享的需求。

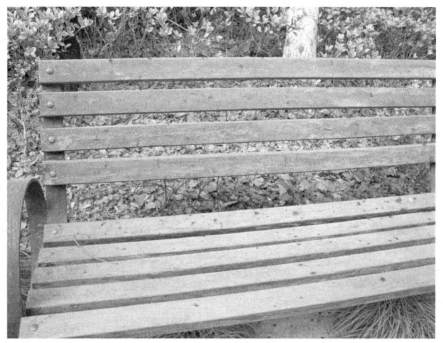

图 6.6　B 社区中心公园的椅子

### (4) 公共图书馆

与城市老年人信息服务保障体系中的其他机构不同的是,公共图书馆是政府文化机构,提供精神服务是其核心工作。作为信息中心的公共图书馆,应从以下方面针对老年人信息需求进行工作建设:

1) 增加针对老年人生理心理特点的馆藏

文献资源是千百年来图书馆的立身之本。要满足老年人的信息需求,公共图书馆的文献资源建设是基础。第一,不断增加物理馆藏。①选择适合老年人阅读的优质文献资源,如国家新闻出版总局确定的 100 本适合老年人阅读的优秀出版物。②了解老年人大众的阅读兴趣,如天文、地理类,《时间简史》《徐霞客游记》《天文学史》等;人物传记、历史类,这类书要注意权威性和可读性的结合,避免网上各类人物传记野史充斥、内容低俗的状况;还有文艺类和武侠类等。第二,公共图书馆还应配备专门为老年人上网使用的计算机,收录政府和学术网站、以文化风情为主的文化机构网站一类的网站资源,让老年人在图书馆接受信息技术培训后可及时获取优质的网络信息资源。第三,在增加馆藏时,要注意加大图文本书籍购买的比例,还要提供大字本、录音磁带和光盘、视频音像资料、电子书等多载体资源①。

2）主动推送的信息服务

齐夫在他的专著《人类行为与最小努力原则》中指出：每一个人在日常生活中都必定要在他所处的环境里进行一定程度的运动。他把这样的运动视为在某种道路上行走，而且都将受一个简单的基本的原则制约，即"最小努力原则"的制约。在这一原则制约下，人们力图把他们可能付出的平均工作消耗最小化。②

老年人的信息需求产生于日常生活，基于马斯洛的需求层次论，老年人会优先满足与衣食住行相关的信息，在资源与时间分配上会优先这一类信息的获取。而对于身体机能退化的老年人来说，可能获取这些信息就已消耗他们的很多精力；作为较高层次的知识的学习与扩充，很多老年人虽有需求的欲望，但在实现的时候消耗较大，超出了他们生活舒适的承受度（如公共图书馆交通不便、距离过远等）。这时针对老年人需求的主动推送的上门服务将可减轻老年人的消耗。老年人在满足自己需求的前提下，又没有额外的消耗，这样的信息服务容易得到推广与利用。当前，前提工作还是对老年人信息需求的调研，针对不方便亲自到图书馆的城市老年人，需要文献信息的可把需要的图书或报纸送上家门，需要参加信息技能培训的可推送相关课件进行自学，想要社会交往、与人沟通的可参加图书馆的远程教育交流等。

3）注重人际信息交流的专门服务

调研结果显示，信息交流是城市老年人最喜欢的信息服务方式，人际渠道是老年人最偏爱的信息获取渠道。不论信息技术使社会的各个方面产生了多么大的变化，使得信息搜集、分析、整理与传递的效率提高了多少，老年人获取信息的效果取决于老年人自身。只有信息服务传递的内容被老年人接收，并作用于自己的认识、情感、意志，信息服务工作才算产生了实效。老年人重视信息交流与分享，这是老年人信息服务应比其他年龄段更多交互性的原因所在。以下三种服务形式可在公共图书馆推广应用。

第一种：朗读服务。对于其他重视信息内容传递效率的年龄段的用户来说，图书馆的信息提供服务以提供文献信息资源为主，对于高年龄段或者视力不佳的老年人，朗读服务则更能保证他们对信息内容的获取。日本的图书馆在朗读服务方面已开展多年，具体实施可借鉴其经验。

第二种：真人图书馆。真人图书馆，又称活体图书馆，源自于2000年丹麦哥本哈根的一种以"真人书"为借阅对象，通过读者与"书"的面对面交流为形式，以"平等对话、增进理解、消除偏见"为目的的借阅活动③。图书馆良好的文化氛围、宽敞的交流空间都非常适合真人图书馆活动的开展，同时图书馆还有对

---

① 肖雪，王子舟. 公共图书馆服务与老年人阅读现状及调查[J]. 图书情报知识，2009，(5)：35-57.
② 胡昌平. 信息服务与用户[M]. 武汉：武汉大学出版社，2008. 151.
③ 任红娟. 真人图书馆在我国图书馆服务中的适用性研究[J]. 图书馆，2015，(1)：81-84.

知识和文化有需求的用户群,真人图书馆要求对用户的需求有细致准确的定位,图书馆具有这样的条件和优势。真人图书馆作为图书馆服务的一种模式,在为用户提供信息资源的同时,还可与用户进行直接交流和互动,用户可参与信息的分析与获取,在知其然的同时知其所以然,信息服务的效果必然好于单纯的推送已加工好的信息。

第三种:教育培训。城市老年人积极老龄化实现的过程也可称为再社会化的过程。老年人要共享社会发展的成果,必须了解社会发展,融入社会发展。对于身体和心理状况尚佳的年轻老年人更是如此。以信息技术培训为例,信息技术是老年人绕不过的信息鸿沟。调查结果显示,只有 6.4%的老年人明确表示自己会上网;37.9%的被调查城市老年人对"通过学习,自己能够学会上网"表示否认;30.2%的被调查老年人认为自己可以学会;25.5%的表示中立。老年人掌握计算机技术的人数占比少,学习效能状况也不同。因此针对老年人循序渐进的、从易到难的,注重应用的,讲解通俗易懂的网络技术培训可在图书馆中积极开展。

### 6.2.2 信息服务主体建设

由于老年人需求的复杂性,老年人的信息服务提供应该是多方面的,跨行业协同的,因此理想的老年人信息服务主体构成应包括政府民政部门、企业、非营利组织和家庭,包括营利与非营利、正式与非正式、公共与民间三大类别。理想的老年人信息服务主体构成如图 6.7 所示。

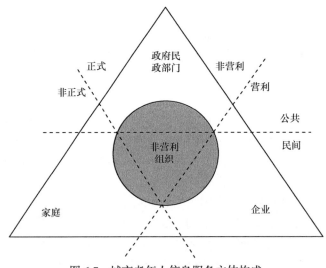

图 6.7 城市老年人信息服务主体构成

（1）作为顶层设计者的第一部门

政府是城市老年人信息服务保障体系的掌舵者，指引着整个工作体系的发展方向。

城市老年人信息服务工作体系应在政府主导的机制下进行运作，政府的作用因运作方式的不同而不同。

1）政府服务。信息服务是由政府部门雇员提供的，政府同时承担服务提供者和服务生产者的角色。这是当前我国城市老年人信息服务的主要实现方式，也是我国城市老年人信息服务保障体系处于初期发展阶段的必然。这种方式以公益性为特征，优势在于依据政府职能机构设置进行由上到下的管理，职责分工明确。缺点在于政府对人、财、物、组织制度、管理规章等资源投入要求比较高，我国区域发展极不平衡，各地服务效果可能会因此产生很大差异。

2）适当收取报酬。城市老年人及其周边人群可以从政府机构购买信息服务，政府和企业进行竞争。政府是生产者，作为消费者的个人或组织是安排者[1]。如上海市公共图书馆对图书、报刊借阅实行免费服务。但为读者收集专题信息，编写参考资料，提供音像制品、电子出版物借阅服务或者进行代查、代译、复印书刊资料等工作时，可以适当收取费用。湖北省公共图书馆条例规定：公共图书馆应当拓展服务领域和服务功能，采用多种形式提高馆藏资料利用率，为当地经济社会发展和科学研究服务[2]。在服务中亦可酌情收取报酬。

3）合同承包。政府和私营企业、非营利组织签订关于老年人信息服务的合同。在此安排中，私营企业是生产者，政府是安排者，它付费给生产者[3]。该方式是公共服务市场化中最常用的形式，也是我们应该大力发展的信息服务提供方式。这种方式在医疗信息化建设中运用得最为普遍。

4）特许经营。特许经营是服务提供的另一种制度安排。排他性的特许是指政府将垄断性特权给予某一私营企业，让它在特定领域里提供特定服务，通常是在政府的价格管理下进行。非排他性的或混合式的特许也是存在的，如出租车行业。特许经营方式下，政府是安排者，私人组织是生产者。此方式与合同承包的区别在于生产者支付方式的不同：合同承包安排下政府向生产者支付费用，而特许经营安排下主要是消费者向生产者支付费用[4]。当前我国的信息服务领域采用这种方式的有电信服务、广播电视服务等。亦可推而广之，采用于老年人信息服务中。

5）提供补助。补助是政府给予生产者的一种补贴。补助的形式可能是资金、免

---

[1] 孙学玉，周义程. 新公共管理与中国高等教育供给体制改革[J]. 江海学刊，2004，(4)：95-100，223.
[2] 湖北省人民代表大会常务委员会. 湖北省公共图书馆条例[Z]. 湖北：湖北省人民代表大会常务委员会公告（第12号），2001.
[3] 李云凤. 公办民营式养老机构运营模式研究[D]. 北京：中国青年政治学院，2013.
[4] 丁元竹，丁潇潇. 国际视野中的基本公共服务提供模式[J]. 公共管理与政策评论，2013，(1)：7-22.

税或其他税收优惠、低息贷款、贷款担保等①。补助降低了可收费信息服务的市场价格，使消费者能够以相同资金购买更多的公共服务。在补助安排下，生产者是企业或非营利机构，政府和消费者都向生产者支付费用②。上海市对非营利性养老机构实施"以奖代补"扶持政策，重点针对困扰养老机构发展的医疗服务资源少、服务人员技能弱、运营管理水平低等突出问题，进行补贴支持③。

6）发放凭单。对老年人使用信息服务实施的补贴。补助是补贴生产者，凭单是补助消费者，使老年人在市场上可自由选择受补贴的信息服务。这种服务方式在很多地方已经实施，主要针对的是居家养老服务④，这种服务券的使用范围随着信息服务保障体系的建立可以扩展到老年人信息服务。

7）自由市场。这是公共服务安排的普遍方式。由消费者安排服务和选择生产者，生产者是营利性组织。在这种服务方式中，政府的主要作用是确定服务内容并制定安全和其他标准，不太介入具体的交易。教育、运输、医疗等是采用这种方式最多的领域。对于老年人信息服务来说，这种方式可在日常生活购物和养老院选择两方面来推广。电商应重视老年人市场的开发，同时养老院信息服务系统可参照携程网、去哪儿网等服务网络的建设经验。

8）志愿服务。在这种制度安排中，志愿团体是服务安排者，可以通过它们的雇员直接生产服务，也可以通过付费给企业去做⑤。政府在这种制度安排中的核心作用是对志愿者组织的监督和管理。《中国注册志愿者管理办法》对老年人志愿者服务组织具有适用性。

（2）作为生活类信息主要提供者的各类企业

市场经济条件下，营利性组织应是城市老年人信息服务保障体系中生活类信息最大的服务主体，城市老年人的生活类信息需求的服务保障应该也只有在市场的作用下才能达到最优效果。

提供老年信息服务的营利性组织指的是为老年人提供产品和服务的企业和部门，包括满足老年人口衣、食、住、行、乐、医等各方面需求的多种行业主体，各类私企在提供各种实体产品或服务的同时提供的与产品或服务相关的背景信息和使用信息。根据其内容大致可分为五大类⑥：第一类，老年产品制造企业，指的是以老年人为主要消费对象的各种机械、器具、用品和食品等的制造和销售，这

---

① 周义程. 公共服务民营型供给模式中的民营化工具解析[A]. 中国行政管理学会. 中国行政管理学会2010年会暨"政府管理创新"研讨会论文集[C]. 中国行政管理学会，2010：13.

② 陈江，吴文梅. 公共服务型政府与公共服务的有效供给[J]. 行政与法（吉林省行政学院学报），2006，（4）：35-38.

③ 上海民政. 上海非营利性养老机构将实行"以奖代补"[EB/OL]. [2015-02-12]. http：//www. shanghai. gov. cn/nw2/ nw2314/nw2319/nw41149/u83aw319. html.

④ 法制晚报. 北京将推广居家养老补贴 14 万老人可领服务券[EB/OL]. [2009-04-14]. http：//news. sohu. com/20090414/n263383145.shtml.

⑤ 陈江，吴文梅. 公共服务型政府与公共服务的有效供给[J]. 行政与法（吉林省行政学院学报），2006，（4）：35-38.

⑥ 陈茗. 日本老龄产业的现状及其相关政策[J]. 人口学刊，2002，（6）：7-11.

类企业提供的信息以方便产品的选择和使用为主,如膳食类产品的营养信息列表和适用人群,智能化电子感应器的功能和使用注意事项等。第二类,老年生活和护理服务领域的企业,一般可分为老年服务业和机构养老业的两大块市场。从2009年起,我国的养老机构进入了一个快速发展期。即使如此,供需矛盾仍然十分突出。在养老机构在提高自身护理人员素质和硬件设施条件的同时,养老机构的相关信息进入社会信息平台,方便老年人的信息获取与选择也十分的重要。第三类,老年房地产企业,这类企业发布退休社区、老人公寓、老年社会福利院、养老院、护老院、护养院、敬老院、托老所和老年人服务中心,以及老年人现有住宅的改造等信息。第四类,老年金融保险领域企业,这类企业提供老年人理财产品信息和各种老年保险信息。第五类,提供老年休闲服务的企业,这类企业提供老年旅游、文体活动、学习培训等相关信息。

(3) 作为创新力量的非营利组织

近代社会以来,人类社会需求的满足主要通过四种途径[①]:一是法定途径——按照法律要求设立政府部门或公共组织来提供特定的服务;二是商业途径——以私人营利企业为基础的市场活动;三是非正式途径——家庭、亲朋和邻里间的互助;四是志愿途径——依靠介于公共部门和私营部门之间的非营利组织来提供特定的服务。

以老年人服务为己任,不承担政府职能,有自己独立决策权的非营利组织,也称第三方组织,在城市老年人信息服务保障中在为老年人提供服务的同时,还可对政府和营利性组织的老年人信息服务提供监督。

当前的非营利性老年人社会服务组织有各种行业协会,如中国老龄产业协会、中国老年保健协会、中国老年人体育协会、老年法律工作者协会、中国老科技工作者协会、中国老教授协会等,还有各种社会性团体,如中国老年学学会。运作型组织,如中国老龄事业发展基金会、中国老年事业发展基金会、中国老年健康基金、北京阳光老年健康基金会等。这些社团组织和基金组织以老年人为服务对象,或做行业研究,或促进社会行动,拥有丰富的信息资源。

中国老年学学会从事老年生物学、老年医学(包括老年护理学等)、老年心理学和社会老年学等老年学学科研究,信息咨询服务是其重要业务之一;中国老龄产业协会的成员组织和专家来源广泛,有养老服务、医疗康复、金融保险、生产制造、产品流通、科研教学、护理培训、文化旅游、经营管理等企事业单位、社会团体和相关行业的专家,拥有大量的信息资源,这些信息资源是向政府提供产业发展建议和进行项目监督的基础,除此外该协会还建立老龄产业信息网络,按照规定编发行业刊物。推介国外优秀老年人产品,通过考察、交流等方式了解国外老年产业的经

---

① 蔡勤禹. 近代中国民间组织[D]. 上海:华东师范大学,2003.

营模式，总结为经验或汇报之类的二次信息产品传达给向国内同行。

中国老年保健协会是以进行保健知识的广泛传播为己任的社团组织。其信息服务内容包括：保健知识信息产品制作，如《养生大世界》之类的科普刊物、书籍等；实体信息的传递，如保健品、医疗保健器械展览等；信息交流与共享，如国内外学术交流；信息传播，老年保健知识宣传和讲座、健康教育等。同时还开展行业相关的咨询服务。

中国老年人体育协会为老年人提供健康锻炼的信息指南；老年法律工作者协会制作老人法律问题研究的信息产品，并进行老年人法律知识的社会传播；中国老教授协会搭建信息传递通道，将老教授、老专家的科教研究成果传递给政府相关部门和社会。

老年人的信息服务工作体系尚在初步发展阶段，各政府机构只是遵循国家指令完成相应的老年人工作；私营企业为了求得产品效益的最大化而进行老年人需求研究。老年人信息服务工作能否满足老年人多元化的信息需求，又或者老年人多元化的信息需求应通过怎样的信息服务方式或内容的选择以达到更好的服务效果？这些问题的答案需要探索性的尝试。这样的尝试对于拥有强制功能的政府而言，不宜做；对于追求私利的营利性组织来说，不愿做。老年人非营利性组织的成员有理想、有热情，致力于实现老年人生活改善，可能会产生良好社会效益的信息服务工作的一些改革和尝试应源于这些组织。

（4）发挥地基作用的家庭

家庭是老年人最主要的活动场所，家庭成员是老年人最重要的人际信息源，家庭成员与老年人的交流不仅是感情的表达，更是信息的交流与分享。

信息服务在本质上是一种信息中介交流方式。即使在网络环境下，信息技术突飞猛进也没有改变信息服务的核心功能：信息中介交流，通过信息服务人员的智能劳动完成信息与用户需求的最佳传递与选择[1]。对老年人信息服务而言，信息服务效能实现的主要障碍是老年人精神空间的交互条件的创造与满足。要解决这一障碍，既需要信息服务的内容和形式切合老年人需求，更需要老年人自身知识结构的转变。在我国老年人信息服务工作刚刚起步，信息服务从业人员与老年人的全面接触有限的当下，家庭成员在老年人与老年人信息服务提供主体之间有着重要的中介作用。

这一作用有赖于家庭成员与老年人的经常性和规律性的日常交互，通过与老年人的信息交互，家庭成员可以了解老年人表达出的信息需求、表达不当或错误的表达下真实的信息需求、潜在的信息需求，并运用自己掌握的信息表现方式，把老年人的信息需求传达给信息服务提供主体。如焦波的《俺爹俺娘》，就是用自己擅长的影像方式记录了自己父母30年的人生路，别人从他第一手的信息记录资

---

[1] 齐虹. 信息中介规则——信息服务原理研究[M]. 北京：中央编译出版社，2012.84.

料——"照片"中所感受到的信息冲击震动了整个国家。国家新闻出版广电总局副局长张宏森和中央电视台副台长高峰等在看了《俺爹俺娘》摄影展后深受触动,并提供技术力量,把焦波父母的故事拍成了纪录片,通过电视向全国大众传播亲情与爱①。韩国家庭伦理剧广受欢迎的重要原因之一在于影视剧展现了家庭中子女与父母的冲突,并最终融合冲突的过程与细节②。

家庭成员与老年人交互的另一作用是提高老年人的信息储备,缩小老年人与现实生活之间的信息鸿沟。当今社会的特点是多元化且不断变化的。网络热词不断、社会冲突频发、真假信息混杂、各色骗局推陈出新……面对复杂多变的社会环境,家庭成员可通过与老年人聊天,也可以通过看电视时对电视内容的及时剖析,或者是对新闻的评论等多种方式和老年人进行交互,通过少量多次的信息传递,扩展老年人的知识库,如很多新闻是假的,电视上情节曲折、高潮迭起的真人秀未必是真的,不能告诉陌生人家中详细信息等。防止老年人被不实信息误导或因社会信息量的庞大和陌生而产生畏惧的情绪,帮扶老年人走过信息鸿沟,促进老年人的社会融入。

## 6.3　老年人信息服务保障体系运行机制

老年人信息服务保障机制是使老年人信息服务工作中各主体得以归其位并发挥作用的具体运行方式③。老年人信息服务保障机制包括政府机制、市场机制和群体机制三方面内容。

### 6.3.1　政　府　机　制

新公共管理理论中公共服务供应和生产的划分有助于我们厘清政府机制在城市老年人信息服务保障体系中的基本职能④:汇集和表达老年人的不同利益诉求,确定所需要提供的服务和产品的类别、数量及其标准,安排相应的财政投入,组织和监督生产,从而满足老年人诉求。政府机制是实现老年人信息服务工作协调发展的重要机制,发挥着指导和服务的功能。其内容包括以下四个方面。

(1) 制定决策,对老年人信息服务工作进行宏观调控

在信息产业的经济运行中,微观产业经济实体之间的竞争如果缺乏宏观层次的产业政策的引导和约束,就无法保证其向着产业总的目标健康发展⑤。政府要通过

---

① 焦波. 俺爹俺娘[C]. 北京: 昆仑出版社, 2007.
② 阮柳红. 边际人效应——韩国家庭伦理剧热播的观众心态分析[J]. 中国电视, 2007, (3): 23-27.
③ 张茂聪.大学内部管理制度改革与创新研究——基于国际比较的视野[M].济南: 山东人民出版社, 2018:128.
④ 金世斌. 公共服务供给机制创新: 北欧的改革实践与启示[J]. 南京社会科学, 2012, (7): 81-87.
⑤ 王雯菲. 电子政务下的一站式公共服务的多元化管理[D]. 复旦大学, 2010.

科学规划、决策来控制老年人信息产业的发展方向,制定和实施合理的财政、金融、税收以及信息市场扶持、人才培养等政策。如党的十九大报告中明确提出:积极应对人口老龄化,构建养老、孝老、敬老政策体系和社会环境,推进医养结合,加快老龄事业和产业发展。从国家政策方针上明确提出老龄服务事业和产业是国家支持的事业。国家新闻出版广电总局与全国老龄工作委员会办公室联合下发《关于开展2014年向全国老年人推荐优秀出版物活动的通知》,要求各省、自治区、直辖市新闻出版广电局、老龄工作委员会办公室,新疆生产建设兵团新闻出版局、老龄工作委员会办公室,解放军总政治部宣传部新闻出版局,中央和国家机关各部委、各民主党派、各人民团体出版单位主管部门,中国出版集团、中国教育出版传媒集团有限公司,中国科技出版传媒股份有限公司将经过专家评审和质量检查,总局和全国老龄委员会办公室审核的100种优秀出版物向全国老年人推荐,通过宣传推介、展示展销、阅读推广等以优惠的价格、优质的服务向老年人提供优秀出版物;同时,对表现突出的出版单位予以表彰,鼓励更多的出版单位参与到为老年人推荐优秀出版物工作中来。鼓励各出版单位总结经验,加大老龄读物出版工作力度,贴近老年人生活,关注老年人身心健康,策划出版一批老年人喜闻乐见的优秀出版物,为丰富老年人的精神文化生活做出贡献[1]。全国老龄委员会办公室表示支持地方政府筹建全国智能化养老实验基地和老龄智能科技产业园,认为建设全国老龄智能化养老实验基地和老龄智能科技产业园是落实党的十八大的战略部署的具体行动,符合国家加快养老服务产业发展的方向[2]。国务院发布的《关于加快发展养老服务业的若干意见》(国发〔2013〕35)中明确提出了对养老服务机构"完善税费优惠政策"的一系列政策建议[3]。

(2) 培育信息市场,完善市场秩序,规范管理

城市老年人信息服务保障体系涉及公共信息的开发利用,参与的多元化主体应在政府的监管下开展工作。政府首先要为各市场主体创造公平有序的市场环境,同时采取法律等相关措施引导和鼓励非营利性信息部门与企业参与到城市老年人信息服务行业中来[4]。我国老年人相关信息隐藏于各实体服务中,如山东省经济和信息化委员会等部门制定了《关于促进老年人用品产业发展的指导意见》,由山东省人民政府办公厅转发给各市人民政府、各县(市、区)人民政府,省政府各部门、各直属机构,各大企业,各高等院校,在该意见中明确提到要以满足老年人

---

[1] 国家新闻出版广电总局 全国老龄工作委员会办公室.关于公布首届向全国老年人推荐优秀出版物的通知[EB/OL]. [2014-09-30]. http://www.gapp.gov.cn/news/1663/228115.shtml.

[2] 王成 全国老龄办信息中心.全国老龄智能产业园建设工作开始启动[EB/OL]. [2013-04-11]. http://www.cncaprc.gov.cn/contents/2/3230.html.

[3] 民政职业技能鉴定指导中心,中民民政职业能力建设中心.国务院关于加快发展养老服务业的若干意见(国发〔2013〕35号)[EB/OL]. [2013-10-23]. http://jnjd.mca.gov.cn/article/zyjd/zcwj/201310/20131000534003.shtml.

[4] 夏义堃.公共信息资源的多元化管理[M].武汉:武汉大学出版社,2008:391-397.

需求、提高老年人生活质量为主线，加强政府扶持引导，强化市场开发研究，加大产品科技创新和改造提升力度，鼓励联合协作，明确了发展目标和发展重点。上海对非营利性养老机构实施"以奖代补"扶持政策，重点针对困扰养老机构发展的医疗服务资源少、服务人员技能弱、运营管理水平低等突出问题，进行补贴支持。2014年上海"创新为老服务大赛"启动，大赛将通过公众和专业渠道，发动社会力量寻找优质为老服务项目，征集为老服务创新计划。作为全国养老服务业综合改革试点城市的温州推出"退二进三"政策，将闲置厂房改为养老院，将处于灰色地带的无证民营养老机构制定相应管理办法规范该类场所的运营，符合条件的进行备案登记合法化，不符合条件的将予以取缔。同时，突出行业指导和监督权力，衔接职能部门法律法规，在无行业前置审批的前提下，帮助各类主体获得相关手续的资格，在职能部门之间起到告知、备案的作用。备案制实行先照后证，简政放权。在弱化行业主管部门审批权限的同时，将权限下放至乡镇一级，倒逼管理，有效处理好登记与管理的关系。办法的出台让多家社区养老机构获得备案制管理，告别了无证无照的脱管状态。

（3）对信息市场逐利行为的适度控制，维护社会信息公平

鼓励民营组织、营利性机构参与老年人信息服务保障体系建设，不能以公益性为绝对目标，那样会遏制民营资本的流入，影响营利性机构参与的意愿。但也不能全面私有化，完全靠市场来进行调控。要在提高信息资源价值的同时，保障信息资源内容的准确性，不让其误导大众，尤其是易受电视影响的老年重度观众。如国家新闻出版广电总局针对社会公司以养生节目为名，进行药品、保健品、食品、医疗器械、医疗机构等产品或服务变相宣传的现象，下发《关于做好养生类节目制作播出工作的通知》，指出养生节目只能由电视台策划制作，不得由社会公司制作。凡在专家资源、节目资金、制作能力等方面不具备条件的电视台，不得盲目跟风制作养生类节目。同时，政府应该对从事老年人教育、健康等内容的信息服务企业给予补贴，使老年人能够以较低的价格享受高质量的信息服务，以促进老年人对信息的利用。如《东营市优待老年人规定》中第十六条规定：（数字）电视经营单位对单独居住的老年人家庭，给予安装费、收视费半价优惠。

（4）开发信息资源，提供老年人公共信息服务

政府职能决定了向老年人提供公共信息是政府重要的职责义务，并不是所有的信息资源都适合公益性或市场化开发利用，许多信息服务只能由政府部门来提供。尤其是现代社会，公众对开放政府的期待比以往的任何时候都更高……大的公共组织都需要有专业部门为公众管理信息，为决策者提供咨询，政府信息公开的主角只能是政府；另一方面，公共信息资源的开发利用需要有较强的社会资源动员能力，无论公共信息资源的市场化运作还是公益性开发利用都需要有政府部门的直接领

导与支持，与政府部门合作、接受政府委托共同开发公共信息资源已成为通行做法。

### 6.3.2 市 场 机 制

市场机制是通过市场价格的波动、市场主体对利益的追求、市场供求的变化，调节经济运行的机制，是市场经济机体内的供求、竞争、价格、风险等要素之间的有机联系及其功能[①]。老年人信息服务保障中的市场机制由供求机制、价格机制、竞争机制和风险机制组成。供求机制决定了企业在老年人信息服务市场的进退，这也是本书始终的落脚点之一，供求矛盾是信息服务工作发展的基础和前提；价格机制是老年人信息服务提供者和老年消费者在经济利益诱导下的各自市场经济行为决策的原动力；竞争机制和风险机制是促使老年人信息服务提供者（无论是营利性的私企还是非营利性的组织）优化服务、不断推陈出新的经济机制。市场机制的内容包括以下三个方面。

（1）弥补政府对老年人信息服务供给的不足，保持信息资源的供需平衡

根据市场规律，信息资源的丰裕度在相当程度上决定了信息市场的发展水平。在公共信息资源充足且任何人都可以自由享用的时候，它会被列入公共物品范畴，供人们随意获取利用而无须经过市场交易。但当这种资源变得稀缺，获取和利用就要付出成本，人们便不能随意享用，只有付出一定的代价才能获取信息资源，这种情况决定了市场供给老年人信息资源的必要性[②]。

我国的老龄工作从 2000 年起才在国家层面引起重视[③]，2006 年中共中央国务院发布《关于加快发展养老服务业的意见》，2008 年再次通过发布《关于加强老龄工作的决定》予以强调。各地在 2008 年之后老龄工作成果才多有显现，如增加基本养老金和医疗保险统筹基金、增加养老服务机构和床位，开设老年大学、培育老年人社会组织等。但这与我国 2 亿多老年人的需求比起来可谓是杯水车薪。以电视信息传播服务为例，65 岁以上的老年观众平均每天收看电视时间为 242 分钟，超过 4 小时。但目前全国开办老年栏目的电视台（频道）数量约占总数的 2%，每个频道每天播放的比较适合老年人观看的电视节目总时间长度平均不到 2 个小时。老年人信息服务供需矛盾突出。[④]有关数据显示，目前我国老年人总的服务需求满足率仅为 15.9%，还有 84.1%的老年人服务需求没有被满足。老龄产业产品短缺、结构失衡，老年人的基本需求得不到满足；大部分老龄产品和服务技术含

---

① 王嘉瑞. 甘陕川经济协同发展的运行机制分析[J]. 兰州学刊, 2013, （12）: 146-154.
② 夏义堃. 公共信息资源市场配置的实践与问题[J]. 中国图书馆学报, 2007, （4）: 68-72.
③ 中国中央、国务院. 中共中央、国务院关于加强老龄工作的决定[Z]. 中发〔2000〕13 号, [2000-08-19].
④ 钱峰. 论老年电视受众的收视需求[J]. 新闻爱好者, 2008（12）: 46.

量低、服务质量较差，不适应新一代老年群体的消费需求。社区老年人常态照护的缺失、社区居民健康档案"死档"现象频出等现象说明仅凭政府的力量无法有效满足城市老年人的信息需求，必须调动各市场主体的积极性，参与到城市老年人的信息服务保障工作中来。

（2）积极进行产品宣传和信息平台建设，培育老年人信息消费需求

营利性组织以绩效为最大评估标准，要培育和发展老年消费市场。作为人数众多的社会群体之一，不同收入水平、受教育水平、身体健康状况、心理健康状况的老年人消费需求存在很大的差异。营利性组织应积极研制开发适合老年人特点的产品和服务项目，引导老年人合理消费，满足老年人不同层次、不同类型的消费需求[①]。

营利性组织应注重适合老年人身心特点的产品研发与提供。以老年人的日常生活用品为例，可分为三大类。第一类是满足常见衣食住行需求的适老产品，如大方又舒适的老年人服饰、营养又易消化的老年人食品、防滑且阶梯少的老年人公寓、踏板低矮的公交车、比普通坐便器更高的防晕马桶、智能淋浴龙头、无论是坐轮椅老人还是普通老人都能够方便看到自己全身的45°夹角专属镜面等老年人卫浴产品，等等。第二类是与物联网、互联网及终端智能化设备相连的产品，如可穿戴式或便携式（拐杖）老年人生命体征监测设备，可安放在家中水龙头、煤气、门、椅子、床、垃圾桶等任意地方的智能感应终端。这些产品可使空巢老人或孤寡老人在无人照料的空间内，将自己的生活状况传达到服务中心，当出现异常情况时便可报警或把信息传递给子女，对老年人日常生活起到安全监护的作用；第三类产品是针对特殊老年人设计的产品，如适合卧床老年人的"机械保姆"或"机械手"，帮助行动不便或残疾老年人行走的多功能步行助力器等。

目前，企业已经开始重视老年产品的研发，但产品推广效果不甚理想。除由政府推荐采购和养老院集中采购外，老年人个体购买率不高。究其原因，价格因素是其中之一，但老年人对产品不了解、不信任是影响有购买力老年人消费决策的重要因素。因此厂商除推出质量过硬的产品外，还应注意产品的信息营销和品牌的建立。如四川省宜宾五粮液集团保健酒有限责任公司的黄金酒就是通过电视广告的形式将"好喝又大补"信息的多次传递，在大众心目中树立了适合老年人饮用的保健酒的品牌形象。

老年人信息需求与老年人社会服务能否有效对接，信息服务平台建设是关键。去哪儿网、携程网等电子商务平台的良好运营，为老年人信息服务平台的建设提供了榜样。内容包括质优价廉的实体服务商的信息提供，运行良好的中介网站，

---

① 《我国人口老龄化宏观对策研究》课题组. 我国人口老龄化宏观对策研究[J]. 宏观经济研究, 2003, (6): 55-60.

用户的订购和评论。鉴于老年人的网络技术水平整体偏低，可采用三网融合的数字电视操作平台，让老年人通过电视浏览服务的相关图片和信息，通过电话订购，采用现场支付服务费用的方式，而服务评论则采用语音的形式，老年人可以通过点按遥控器上的按钮就可对电视上列出来的其他老年人的评论进行选听。

### （3）鼓励多层次服务，提高信息资源的优化配置程度和利用率

老年人作为社会中的人口群体，其信息需求内容多元，其对应的属性也有所不同，从排名前20的信息需求内容来看，国家政策、社会福利、天气预报、交通、科技等属于纯公共信息资源，是老年人感兴趣的信息资源，这类资源的社会效益大于经济收益，由政府提供可保障其供给。而除此之外的新闻、联系亲友的电讯服务、医疗保健、教育、广播电视等信息需求则属于准公共信息资源。购物、个人爱好、娱乐休闲、饮食烹饪、体育锻炼等信息属于私人信息资源，准公共信息资源和私人信息资源具有一定的排他性和竞争性，由市场主体供给，可有效提高信息服务的竞争性和效率。

以养老需求为例，营利性组织可根据自己目标区域老年人及其子女的经济收入状况兴办不同形式、不同档次的老年福利院、老年护理院、老年公寓和托老所等。民营养老机构无须和公办养老机构比拼价格，应该在服务理念和服务效果上显现自己的优势。传统服务的差别化建设是其赢得老年人口碑和高端客户的重要措施，可分高、中、低档的房间设施和不同的护理服务内容，在管理模式上，可综合自己的资本和管理水平，向国外或国内知名的民营养老机构学习、借鉴。条件具备时，可在委托管理、特许经营、带资管理和联销管理等管理模式中进行制宜选择。营利性组织可把自己所开设养老院的地点，机构类型，机构性质，占地面积，床位数，收住对象，收费区间，服务内容，联系方式（电话、网址、交通路线），图片和视频等信息以及信息服务的优点提供给权威的养老信息平台，方便老年人及其周围人员进行选择。

除养老机构和家政服务机构的信息提供外，定期上门对老年人的陪护，老年人回忆录的图书、音像制品和电子出版物的出版等都是民营组织可重点开展的老年人信息服务项目。

市场供给是以自愿求私利，不同的市场主体以自愿交易的方式实现各自利益的最大化。市场供给的动力，来自市场主体对经济利益的追求。市场主体对效率和利益高度关注，以竞争为生存常态，以绩效为评估标准，可有效提高信息资源的优化配置。同时市场主体可提供多层次的差别化服务，在市场机制下，市场主体提供的差别化多层次服务可有效满足城市老年人不同质、不同量的多元化信息需求；通过不同的价格定位，可减少和限制城市老年人在信息资源消费过程中的浪费。

### 6.3.3 群体机制

老年人群体是指具有某些共同生活特征的老年人所形成的群体。同一老年人群体中的老年人在心理、行为、习惯等方面都具有明显的共同之处，而不同老年人群体成员在日常生活中存在着多种差异。凡是具有同一特征的老年人群体都会表现出相同或相近的心理或行为，这可能是由于生活背景相同，也可能是由于个人经历或受教育程度的相仿。

一定的社会关系是老年人群体结合的纽带。如以血缘关系结合起来的集体是氏族、家庭一类群体；以地缘关系结合起来的集体是邻里一类群体；以业缘关系结合起来的则是各种职业群体；以血缘关系为基础的家庭是老年人最为重要的群体组织[①]。随着年龄的增长，身体机能或认知能力的衰退，限制了老年人的日常出行，地缘关系成为老年人群体形成的重要原因。"广场舞大妈""带孩子大妈""门球大爷"是常见的老年人群体。共同的兴趣爱好是老年人结合为群体的另一重要因素，如"老年大学同学""棋友""牌友""渔友"等。

老年人群体的形成是内在因素与外在因素共同作用的结果。内在因素主要有性别、年龄、个性特征、生活方式、兴趣爱好等老年人生理、心理方面的特点。外在因素主要有生活地域所属、民族、宗教信仰、文化传统、政治背景等社会环境方面的影响。一般来说，老年人具有一定的群体意识和归属感，遵守群体的规范和行为准则，承担角色责任，同时也会意识到群体内其他成员的存在，在心理上有相通之处，在行为上相互影响。

老年人信息服务保障的最终目的是促进老年人对信息服务的有效利用，满足自己的信息乃至生活需求。老年人信息服务保障的群体机制是实现这一目的的关键。

（1）家庭促进

群体成员对群体内其他行为的模仿是群体机制的重要作用之一。在家庭中，老年人比较多地关注年轻人的言行，W 阿姨开始用手机上网是因为"看到家里的小孩都抱着个手机不撒手，想知道到底是在看什么。女儿给我手机联网之后，现在我每天都用手机看新闻。"信息行为也是一种习得性行为，家庭是使老年人再社会化的重要场所，家庭成员为老年人提供了大量的外界信息刺激，这些刺激的累积作用可能会促成老年人的信息行为变化。空巢老人或孤寡老人的信息贫困程度较与子女在一起同住的老年人更为严重的原因也在于此，空巢老人或孤寡老人缺乏来自家庭成员的新信息刺激，再社会化的实现缺乏环境支持。

家庭成员的精神鼓励和物质支持是老年人愿意走近进而接受信息服务的重要

---

① 章雯. 城市社会结构变迁中的趣缘群体研究[D]. 上海：华东师范大学，2006：12.

推动力。老年人由于生理功能的退化，会引发心理上的不自信感。退休后，社会联系减少所产生的缺失感，经济收入减少所产生的不安全感更加重了这种感觉。因此很多老年人不敢给自己提目标，认为能在自己的小圈子里过日子就可以了。小圈子的生活造成了信息贫困，受马太效应的影响[①]，信息需求越来越减缩，信息行为越来越惰性，只是遵循习惯规则，与社会现实的信息鸿沟越来越大，逐渐地被社会边缘化。即使接触大众媒介，但因为巨大的信息鸿沟，甚至不能理解电视或广播中传递的信息，也更谈不上利用。家庭是老年人最直接的生活环境，在老年人经历退休、身患疾病等生活事件时，子女应关心老年人的心理体验并给予及时的安慰和引导，鼓励老年人的积极思维，肯定老年人的优势与长处，激励老年人为自己设置新的生活目标，在条件允许的情况下积极参与社会；要和老年人经常联系，为老年人提供并鼓励老年人学习使用流行易用的信息工具，如平板电脑、智能手机等；尽量避免把淘汰的不易操作的电脑丢给完全没有计算机使用经验的老年人。

亲友和子女的信息是城市老年人信息需求的重要内容。这一方面反映了城市老年人对人际交流的强烈欲望，另外一方面说明城市老年人与子女信息交流的不足。老年人喜欢人际交流的信息获取方式，尤其喜欢和自己的子女交流，可获取情感上的满足和心理上的慰藉。老年人信息服务工作的重要内容之一是使老年人掌握现代电讯工具，如计算机、智能手机等。老年人对这些工具的掌握可突破由地理因素或价格因素造成的与子女交流的障碍，与子女或其他家人进行语音或视频通话。除此之外，老年人对智能家居、便携电子看护设备等的学习与使用可减轻子女的看护负担，提高家庭的和睦度。反过来说，老年人对社会变化的了解与理解，可提高与子女的信息交流效果，增进双方感情，增加子女与父母的交流意愿。

（2）团体分享

根据老年人群体构成原则和方式的不同，城市老年人群体可以划分为正式群体与非正式群体。正式群体是指具有明确的组织结构、完备的组织章程、确切的活动时间的老年人群体。正式群体中的老年人必须遵守群体的行为准则，严格保证群体活动的规范性。例如，老年人协会、老年人活动俱乐部、老年大学中的班级等均属于正式的老年人群体。而老年人为了满足社交的需要，在生活环境中形成的一种无名目、无明确组织机构与章程的，一般规模较小的却实际存在的老年人群体可统称为非正式群体，如几个交往密切的朋友、多年的邻居、某些共同兴趣的爱好者等，都属于非正式群体。

---

① 胡昌平.信息服务与用户[M].武汉：武汉大学出版社，2008：151.

老年人群体通过团体内的信息共享机制实现群体内老年人对信息的获取、传播、利用、反馈等。第一，团体内的信息共享是城市老年人获取信息，满足信息需求的重要途径。老年人群体分享的信息涉及日常生活的各个方面，从基本的衣食住行信息到群体内成员及其家庭的信息，从生活城市的政策变化到国家领导人员的更迭，在有效满足成员基本生活需求的同时，对群体成员的社会交往需求和尊重需求都有一定程度的满足。第二，通过信息在团体内的传播起到联结团体成员的作用。以彼得罗夫斯基为代表的人际关系活动中介理论认为，群体共同活动的目的、价值、内容是群体内部的过程、相互作用、人际关系的基础，后者以前者为中介。群体共同活动的目的、价值和内容通过信息的传播才能得以被群体成员认识和接受。第三，群体成员对信息的利用和反馈起到了区分老年人群体的作用。老年人判断自己是否属于某一个群体，或者某一个群体是否愿意接纳某一位新成员，可以从老年人是否能够对信息有效利用和对群体内的信息进行反馈来判断。如某一社区的老年人在一起谈论某家的女儿出嫁，在当地有一定生活经验的老年人知晓该家女儿的成长经历和家庭背景，可以产生很多共同话题，但如果是随迁老人碰到这样的话题，因为对很多背景性信息不甚清楚，无法进入话题讨论。第四，群体信息分享对老年人的行为可产生直接影响。如个人用品的使用与更换，家庭内部矛盾的解决，与社会其他人员发生冲突时的应对，群体信息对老年人的行为有直接的正面或负面的影响。

基于团体分享对老年人信息获取、传播、利用、反馈等的重要影响，应发挥老年人团体对老年人信息服务保障的积极作用，重视老年人社区工作。社区和第三方组织尤其宜重视老年人非正式群体的沟通与引导。

## 6.4 本章小结

信息服务是保障城市老年人晚年幸福的重要途径，信息服务可促进城市老年人的再社会化，推动老年人积极的信息寻求行为，使老年用户正视自己的价值和作用，并积极参与力所能及的社会活动，发挥自己的价值和作用。老年人日常生活所需要的信息所对应的资源涉及国家的各个部门，社会的各行各业。在我国条块分割的管理机制下，也存储于各个部门与各行业经营实体。单一的社会机构无法为城市老年人提供充分的信息服务保障。因此，需要建构多维一体的城市老年人信息服务保障体系。

城市老年人信息服务保障体系包括城市老年人信息服务工作体系和城市老年人信息服务保障机制两大部分。城市老年人信息服务工作体系是城市老年人信息服务保障体系的活动基础与主体，城市老年人信息服务保障机制是城市老年人信息服务保障体系中各组成部分的结构及其运行原理。

老年人信息服务工作体系包括面向老年人信息需求的信息基础设施建设和信息服务主体建设两方面。基于老年人信息需求的信息基础设施建设包括社会老年人信息系统、老年人健康信息系统、信息场和公共图书馆的建设等；老年人信息服务提供主体包括政府民政部门、企业、非营利组织和家庭等。老年人信息服务保障机制包括政府机制、市场机制和群体机制。政府机制指引老年人信息服务工作的发展路径和方向，市场机制保障老年人信息服务的供需平衡，群体机制促进老年人对信息服务的接受与利用，提高信息服务效能。

# 7 结 语

## 7.1 研究结论

满足城市老年人的信息需求，促进他们的社会融合和正常化生活，可为国家节省大量资源，使老年人共创、共享社会发展的成果。如果不顾老年人的切身需求，只是我行我素地为老年人做了做一般工作，提供老年人理解有困难的、冗余繁杂的信息，只会让老年人越来越信赖自己的小圈子，与社会互斥，使老年人成为无法求发展的信息贫困者。更有甚者，可能会激发个别老年人的反社会行为，危害社会。因此，能够真正帮助老年人有效解决现实生活问题的信息服务对老年人有着重要的意义，对社会的和谐发展也有着重要的现实意义。

本书基于对城市老年人的信息需求调查，审视当前城市老年人信息服务工作现况，并依据城市老年人信息需求的内容与特点，对老年人信息资源内容及其组织进行了探讨，并提出了城市老年人信息服务保障的问题。

（1）城市老年人的社会交往信息需求较为迫切

借鉴国内外老年人信息需求相关研究，笔者对城市老年人信息需求进行个人访谈与问卷调查。通过对 25 名访谈对象的访谈记录和 1354 份有效回收问卷的数据统计分析，研究结果发现，城市老年人目前最需要的是有助于自己开展社会交往活动的信息，社会交往信息需求最为迫切。被调查老年人使用最多的信息获取渠道是人际交流，其次是大众媒体，而网络使用率较低。大多数被调查老年人的信息需求随生活境况而生，受外界信息刺激的影响较大；10.5%的城市老年人为解决生活中遇到的问题而寻求信息，7.6%的城市老年人是娱乐信息的追求者。了解生活周围环境是城市老年人信息需求最大的内驱力之一，其次是调整身体和心理状况。城市老年人满足信息需求的行为受内在因素和外在因素的影响。其中个体内在因素包括性别、年龄、文化程度、工作属性、健康状况和主观幸福感；外在因素包括居住状况、工作状况、经济收入、社会支持和信息设施提供情况。

（2）当前城市老年人信息服务与城市老年人现实需求匹配不佳

笔者从广播电视信息传播、文献信息提供、网络信息服务、老年人服务机构和其他机构提供的信息服务五方面入手考察了当前城市老年人信息服务的现状。老年人与电视、广播等大众媒介接触的时间高于其他年龄段，且具有较强的稳定性，较易受大众媒介传播内容和方式的影响。电视是一种生活方式，当前的电视等大众媒体是城市老年人生活中重要的信息渠道与娱乐工具，但电视等大众媒介在信息传播的内容中对老年人的相关信息提供不足，且在电视剧等老年人常看的电视节目中对老年人的极性人格特征刻画明显，缺乏对老年人人格等多元性的展示。电视节目，对老年人个人生活有着深远影响，且电视公益性和营利性多元内容的混合表达也会造成老年人认知的错位。

图书馆是专门的文献信息提供机构，整体而言，老年人对市公共图书馆的使用率高于社区图书馆，但整体使用率并不是很高，老年人更倾向于在家中阅读。社区图书馆因其地理条件优势，具有较强的易获取性。但藏书少，且大多陈旧，可用性不高。社区图书馆陈设大多缺乏周到的人文设计，不利于老年用户的使用；社区图书馆员看到了老年读者的潜在发展性，但又缺乏实际的发展策略。市图书馆的公共交通便利性较历史以往多有下降，对于城市老年人来说，易获取性因而下降。

政府部门主办的老年人门户网站内容可靠性高于非政府部门网站。但其大量的老龄工作宣传内容，易让老年人将其功能定性为行政管理而非服务。非政府部门老年人网站在内容的专门性方面优于政府老年人网站，但由于经营目的与员工素质背景的不同，网站内容可靠性与布局合理性参差不齐。

全国及各地老龄委办公室、老年大学和居家养老服务中心是专门为老年人提供服务的部门。各级老龄委办公室是政府老龄工作的一个综合协调机构，要了解并汇总自己所属行政区域范围内老龄工作情况，并进行老年人口统计、调研和老龄工作安排，制定本行政区域内老年人单项工作的方法。还为上级相关部门提供老龄工作参考信息，向社会公布政府老龄工作进展和工作成果。为此，大部分工作信息以文件的形式发送至相关部门。信息的发布一般以通知和研究报告的形式通过官方正规渠道发放。政府主办的老年人门户网站是常用渠道，但因为老年人的网络使用率低，所以政府的老年人工作信息，老年人一般只能通过大众媒体、组织传播和人际传播获得。居家养老信息服务平台目前在我国的大型城市已普遍可见，居家养老服务中心主要作用为信息中介，是服务提供商和需要服务的城市老年人之间的中间人。目前各地居家养老信息服务平台建设差距甚大。

其他机构的为老信息服务主要有社区和公益组织。社区是老年人组织传播的主体。社区的老年人信息服务以信息收集与传递服务为主。老年人社区工作存在两大掣肘：一是老年人工作缺乏联动性。二是在问题导向型工作方式盛行的背景下，沉默的老年人群问题易被忽视。老年大学正处于从面向离退休干部的部门型服务，向面向社会普通老年人的社会型服务的转型。大多市级及以上的老年大学都面临需求暴涨，但人、财、物等各种服务资源不足的问题。政府投入不足，老年人需求巨大。由第三方组织发起的老年人公益项目为老年人提供了医疗、心理健康、信息工具使用等多方面的信息，但仍有很大的发展空间。

（3）应面向城市老年人信息需求进行信息资源组织

老年人信息服务现状需要改善，以适应城市老年人的信息需求。信息资源组织是信息服务的核心工作之一。基于老年人需求的信息资源组织应充分调查与捕捉老年人的不同信息需求，利用数字化信息技术，依托国家信息基础设施，建立以老年人为中心的信息资源组织网络，构建整合各种载体、各种类型信息资源的老年人信息资源系统，提高信息资源的可用性，实现老年人与信息资源的交互，以及资源与服务的个性化集成。对符合老年人个性化信息需求的信息资源进行深层组织与揭示，挖掘信息资源的潜在价值，形成深层次信息产品。信息资源组织工作应遵循用户需求中心、资源集成化、开放性服务和信息易用性的原则。

基于城市老年人信息需求的信息资源组织工作可从资源集成、分众服务和网络发展三方面入手。在资源集成方面，基于城市老年人信息需求的个性化和多样性、信息服务业的竞争性和信息资源的效益性，重点进行老年人专题数据库建设。老年人专题数据库在建设时应显示自己独特的内容优势。各专题数据库收录相关文献，并且重点收藏、重点建设、优先投入那些专业性、学术性、权威性的文献资料，使之尽可能的丰富、系统、完整，形成各具特色的馆藏。慢性病专题数据库、再就业专题数据库、心理健康数据库和老年休闲娱乐数据库等都是可选的建设主题。在数据库建设的具体实施方面，可采取联合开发区域网络协作的实施策略，依托现有的数字化老年人信息资源检索平台，建成共享专题数据库。

以用户群需求定位为基础的信息资源内容组织可针对城市空巢老人、随迁老人和孤寡老人三个群体来展开。空巢老人是城市老年人中人数较多的群体，且信息素养优于其他城市生活老年人。城市空巢老人的信息世界有自己独特之处。首先，信息世界范围变小。其次，与子女分别居住，子女作为信息网络节点的作用不能正常发挥，对外界信息的渴求转向电视等大众媒体，这些媒体在老年人生活中所起的作用越来越大。最后，与电视等虚拟的信息交往使老年人的信息世界与真实世界之间的差距越来越大；与邻里亲友之间的信息交往使同质性信息得到强化，异质性信息涉入越来越少。应根据空巢老人的信息世界特点开展信息服务。首先是知识性服务引导观念变革，学会自我巩固与子女的常态联系。其次，通过教学和开展文体活动等形式培养和发展老年人的个人爱好。最后，通过培训、宣传方式等吸引空巢老人参与志愿者组织，促进空巢老人的社会参与。

随迁老人的信息世界与其他老年人相比，除了信息圈子缩小的共性之外，有很多自己独特的特点。第一，在家庭生活的小圈子，有很多的信息冲突。第二，在走出家庭之后，难以找到自己的信息圈子。可通过大众媒介对当今社会代际冲突进行专题信息引导。加强老乡会等基于地缘关系的老年社团的建设。老年人公共服务机构则对老年人应有一视同仁的理念和服务行为。

城市孤寡老人的信息世界闭塞，自我定位边缘化。面向城市孤寡老人的信息服务，第一，社区应建立城市孤寡老人信息库。应充分了解孤寡老人的生活实况，孤寡老人尤其是没有固定经济收入的，应该是政府福利工作的重点对象之一。在有志愿者或第三方单位征询服务对象时，可把孤寡老人作为重要扶助对象推荐。第二，为孤寡老人建立常规性信息传播通道。政府对福利院和孤寡老人的工作应该建立长期的监督和扶助机制，不只是研究人员不定时的研究性访谈，应有专门的工作人员对孤寡老人的生活现状进行关注和长期关怀，帮助孤寡老人传达意愿和需求。

面向老年人的网络信息资源组织有搜索引擎、门户网站和跨系统的整合平台三种方式。

搜索引擎具有强大的信息聚合及传播扩散能力，方便用户对网络信息资源的选择和利用，作为首款针对老年人用户的搜索引擎，百度老年搜索不仅为老年人提供了获取网络信息资源的工具，更在行业中树立了重视老年用户的服务标杆。无论是对老年人用户自身，还是信息服务行业本身都有着积极的意义。同时该搜索引擎还有很多可以继续改进的地方。老年人门户网站拥有较大的信息资源存量，但在信息资源的组织上，有序化程度有待提高，宏观信息组织和微观信息组织的关系尚需协调，信息资源的价值有待进一步挖掘。跨系统的信息服务的整合平台的建设是未来老年人信息服务的发展趋势。

（4）构建多维一体的城市老年人信息服务保障体系

信息服务可强化老年人的自救自主意识，支持老年人的积极老龄化，是保障城市老年人晚年幸福的重要途径。但城市老年人信息需求具有综合性和多元性。老年人日常生活所需要的信息所对应的资源涉及国家的各个部门，社会的各行各业，在我国条块分割的管理机制下也存储于各个部门与各行业经营实体，单一的社会机构无法提供城市老年人信息服务保障。老年人信息服务工作体系的主体由政府民政部门、企业、非营利组织以及家庭组成。

政府民政机构是老年人信息服务工作体系的顶层设计者；企业是城市老年人信息服务保障体系中生活类信息最大的服务主体。首要目标不在于获取最大利润，以提供老年人服务为目标的非营利组织，是政府公共部门和营利组织之外重要的老年人信息服务补充。家庭是老年人信息服务的托底组织。

要保障老年人信息服务工作的顺利进行，必须因循一定的机制。其主要由政府机制、市场机制和群体机制构成。政府机制通过制定政策、建立激励机制、监督合同的执行，引导市场和社会力量提供信息服务等来实现，指引着整个工作体系的发展方向。城市老年人信息服务保障体系中的市场机制可有效调动各参与主体的积极性，弥补政府对老年人信息服务供给的不足，保持信息资源的供需平衡，通过多层次服务的提供，提高信息资源的优化配置程度和利用率。群体机制则通过老年人在家庭和非正式组织中的人际信息交流与分享，促进老年人信息行为的行为模仿，促进老年人信息素养的提高。

## 7.2 研究局限

由于个人时间和精力以及学术素养有限，本研究存在一些不足。

1）调研样本有限。我国地区发展差异较大，如果分东、中、西部地区或一线、二线、三线城市对城市老年人的信息需求进行调研，可对老年人的信息需求进行地区对比。但笔者囿于时间和经费有限，调查集中在一个城市进行，其余资料只能依赖纸质文献和网络数字资源的利用。

2）设计的问卷题目比较多，考虑到老年人的精力和自己的时间，没有对城市老年人的信息服务利用行为和效果进行量化研究。

## 7.3 研究展望

对于老年人研究，本研究的理论路线还可以继续延伸，理论路线的延伸建立在对老年人的真正理解之上。本书研究者怀着对老年人几十年岁月时光的好奇与敬爱，将在未来的学术道路上以"和老年人共处，记录老年人生活"为基础，通过对老年人日常信息行为更深入的了解与研究，不断尝试使城市老年人精神生活质量有所保障的可行之途。

1）扩大调查样本的范围和数量，在保障研究的有效性和可靠性基础上对不同地区、不同发展水平城市的老年人的信息需求和信息服务提供状况进行比较分析。

2）通过研究，进一步探究老年人信息需求的内在机制。

3）对老年人对信息服务的认知和使用进行更深入的探析。

# 参 考 文 献

[美]凯瑟琳·麦金尼斯—迪特里克. 老年社会工作[M]. 隋玉杰译. 北京：中国人民大学出版社, 2008：35-46.
[美]泰德 C. 费晓闻.揭秘老龄化[M]. 吴礼敬等译. 北京：机械工业出版社, 2011：5.
[美]约翰·W·克雷斯威尔. 研究设计与写作指导[M]. 崔延强等译. 重庆：重庆大学出版社, 2007：56.
陈勃, 樊国宝. 老年人传媒接触状况的调查与分析[J]. 社会科学, 2003,（12）：68-74.
陈勃. 老年人与传媒——互动关系的现状分析及前景预测[M]. 南昌：江西人民出版社, 2008：34, 48-49, 39, 67.
陈崇山. 老年受众媒介行为分析[J]. 新闻实践, 2000,（4）：23-25.
陈传锋, 原献学, 赵海清, 等. 城市退休老年人居家养老消费心理研究[J]. 心理科学, 2007, 30（5）：1221-1224.
冯敏, 姚伟, 刘静, 等. 情报学中信息社会化推荐的理论研究[J]. 情报理论与实践, 2011, 34（8）：26-30, 25.
高云鹏, 胡军生, 肖健. 老年心理学[M]. 北京：北京大学出版社. 2013：44.
龚月超. 《新民晚报》报道中的老年人形象分析[D]. 保定：河北大学, 2013：29-32.
郭爱妹. 多学科视野下的老年社会保障研究[M]. 广州：中山大学出版社, 2011：156.
胡昌平. 创新型国家的信息服务与保障研究[M]. 北京：学习出版社, 2013.
胡慧丽. 基于用户信息心理的个性化信息服务研究[J]. 图书馆论坛, 2012, 32（5）：116-120.
李德明, 陈天勇, 李贵芸, 等. 北京市老年人生活满意度及其影响因素分析[J]. 中国临床心理学杂志, 2006, 14（1）：58-60.
李建伟. 退休人员社会支持、应付方式、控制感与健康之间关系的研究[D]. 长春：东北师范大学, 2004.
李勇宁, 谢新栋. 网络信息资源的组织管理研究[J]. 科技信息, 2009,（8）：190-191.
刘颂. 城市老年人群精神需求状况的调查与研究[J]. 南京人口管理干部学院学报, 2004,（1）：8-13.
刘志扬. 城市老年人信息素养现状调查[J]. 情报探索, 2014,（4）：45-50.
陆泉, 邓晶, 陈德照, 等. 网络环境下基于群体心理的用户体验模型设计[J]. 情报理论与实践, 2010, 33（9）：78-82.
青海新闻网. 省级卫视跨区域合作：青海湖南两省电视台签约[EB/OL]. [2010-03-29]. http：//www. qhnews. com/newscenter/system/2010/03/29/010085249. shtml.
全国老龄办信息中心. 全国老龄智能产业园建设工作开始启动[EB/OL]. [2013-04-11]. http：//www. cncaprc. gov. cn/contents/2/3230. html.
孙常敏. 城市老年人余暇生活研究——以上海城市老人为例[J]. 上海社会科学院学术季刊, 2000,（3）：126-134.
王名. 非营利组织管理概论[M]. 北京：中国人民大学出版社, 2010.
王珣. 浅析城市"空巢家庭"老人的基本特征[J]. 城市问题, 1995,（5）：19-24.
魏娅. 弱势群体共享社会发展成果与政府角色[J]. 商丘职业技术学院学报, 2013, 12（3）：32-34.
邬沧萍, 姜向群. 老年学概论[M]. 北京：中国人民大学出版社, 2006：34.
伍晓斌. 和谐社会视角下构筑弱势群体支持体系研究[D]. 长沙：湖南大学, 2006.
姚强, 刘小利, 杜建, 等. 国际健康素养研究演进路径、研究热点与前沿可视化分析[J]. 数字图书馆论坛, 2011,（2）：17-24.
于良芝. "个人信息世界"——一个信息不平等概念的发现及阐释[J]. 中国图书馆学报, 2013, 39（1）：4-12.
于微微, 刘晓蕾, 曹高芳, 等. 弱势读者群信息无障碍服务探究[J]. 医学信息学杂志, 2009, 30（1）：63, 64, 67.
俞平, 李小平. 提高老年人群信息素养积极应对人口老龄化[J]. 继续教育研究, 2012,（2）：78-80.
张强, 金涛, 曲哲, 等. 图书馆在关注老年群体网络信息素养中的作用与作为[J]. 图书馆理论与实践, 2013,（12）：27-28.
张镇, 张建新, 孙建国, 等. 离退休人员社会参与度与主观幸福感、生活满意度的关系[J]. 中国临床心理学杂志,

2012, 20（6）：865-867.

章忠平. 公共图书馆读者信息素养教育的思考——基于读者信息素养现状的调查与分析[J]. 图书馆理论与实践, 2014,（3）：40-42.

周洪. 信息资源开发利用策略[M]. 北京：中国发展出版社，2000：78.

Chatman EA. The Information World of Retired Women[M]. New York：Greenwood Press，1992.

Clarke C. Children visiting family and friends on adult intensive care units：the nurse perspective[J]. J Adv Nurs, 2000, 31（2）：330-338.

Manafo E, Wong S. Exploring Older Adults' Health Information Seeking Behaviors. [J]. Journal of Nutrition Education & Behavior[serial online], 2012, 44（1）：85-89.

Rubin AM, Rubin RB. Older persons' TV viewing patterns and motivations[J]. Communication research, 1982, 9（2）：287-313.

White Y, Grenyer B. The biopsychosocial impact of end-stage renal disease：the experience of dialysis patients and their partners[J]. J Adv Nurs, 1999, 30（60）：1312-1320.

# 附 录 1

# 城市老年人信息需求问卷

"老年人社会信息服务研究"课题组调查员，您好。这份问卷旨在了解社会信息化背景下老年人的信息需求，为当前老年人服务工作的改善提供参考。为了使调查顺利进行，获得数据资料真实可靠，请务必注意以下几点：

1. 调查对象为 60 周岁以上的老年人。
2. 问卷内容有点多，考虑到老年人的疲劳注意力等因素，最好在完成第 3 部分问题后让老年人中间休息下再完成整个调查任务。
3. 与老年人交谈时应和蔼可亲，告知是无记名调查，以让他们放下戒备心，如实回答。
4. 所有问卷尽量以访谈形式进行，让老年人口头回答，调查员作记录。注意记录的规范性。
5. 对老年人一定要有耐心，对不愿配合的老年人请尊重老年人意愿并寻找愿意配合的老年人。
6. 所有的访谈问题在提出来之后，都先让老年人自己说，如老年人不知如何回答再提供问卷选项内容进行提示。

**给老年人的引导语：**

大爷（大妈），您好！我现在正在参与做一项关于老年人信息需求的研究，现在想让您回答一些问题，答案没有好坏对错之分，不需过多思考，请按照您自身的情况如实回答即可。问卷不署名，只做研究用。非常感谢您的热心帮忙。

【注】：本问卷除有特殊提示的问题外皆为单选题，请选择符合老年人情况的选项并在其选项代码上打"√"。

【例】：您的性别：1. 男　　　　2. 女

## 一、个人基本信息

1. 您的性别：（1）男　　　　（2）女
2. 您的年龄_____周岁
3. 您有儿子（　　）个，女儿（　　）个
4. 您目前所在的城市_____省_____市
5. 您的民族是_____族
6. 您的文化程度：
（1）文盲　　　（2）私塾　　　　（3）小学　　　　（4）初中
（5）中专/高中/职高　　　　（6）大专　　　　（7）本科及以上

7. 您目前的婚姻状况属于：

（1）已婚有配偶　　　　　　　（2）丧偶

（3）离婚　　　　　　　　　　（4）从未结婚

8. 您现在的工作状态：

（1）全职在岗（含个体户）　　（2）兼职　　　　　（3）下岗失业

（4）退休　　　（5）离休　　（6）退职　　　　　（7）从未工作

9. 您的工作或以前的工作属于：[第8题选（7）的不答本题]

（1）国家机关、党群组织、企事业单位负责人

（2）专业技术人员（科研、教育、文艺、体育、卫生专业人员及其他）

（3）办事人员和有关人员

（4）商业、服务性人员

（5）农、林、牧、渔、水利业生产人员

（6）生产运输设备操作及有关人员

（7）不便分类的其他从业人员

10. 您的月收入：

（1）4000元以上　　　　　　　（2）3000～4000元

（3）2000～3000元　　　　　　（4）1000～2000元

（5）1000元以下

11. 您现在的居住状态：

（1）与父母合住　　　　　　　（2）与配偶及已婚子女同住

（3）与配偶及未婚子女同住　　（4）丧偶但与子女同住

（5）仅与配偶同住　　　　　　（6）一人独居

（7）其他

12. 您当前的健康状况？

（1）很好　　　　（2）较好　　　（3）一般

（4）较差　　　　（5）很差

13 您当前的经济状况？

（1）很好　　　　（2）较好　　　（3）一般

（4）较差　　　　（5）很差

## 二、信息需求量表

1. 我们想问您平时比较关心哪些事情？如果以下内容是您日常关心的，答"是=（1）"，如不是，答"否=（2）"。请将所选数字写在题号后[　　]内。

（1）[　　] 物价　　　　　　　（2）[　　] 交通

（3）[　　] 食品安全和烹饪　　（4）[　　] 医疗卫生保健

（5）[　　] 养生锻炼　　　　　（6）[　　] 医保社保

（7）[　　] 国家时事　　　　　（8）[　　] 住房

（9）[ ] 国家和地方政策　　　　（10）[ ] 老年人看护
（11）[ ] 社会治安　　　　　　　（12）[ ] 教育
（13）[ ] 周围环境设施　　　　　（14）[ ] 天气预报
（15）[ ] 亲友　　　　　　　　　（16）[ ] 子女
（17）[ ] 孙辈　　　　　　　　　（18）[ ] 老年婚介
（19）[ ] 宗教　　　　　　　　　（20）[ ] 老年人心理健康与咨询
（21）[ ] 新闻　　　　　　　　　（22）[ ] 老年社团活动
（23）[ ] 社会尊重　　　　　　　（24）[ ] 科技信息
（25）[ ] 娱乐休闲　　　　　　　（26）[ ] 老年人再就业
（27）[ ] 老年志愿者活动　　　　（28）[ ] 个人爱好相关

2. 一般情况下，您搜集信息是为了？（可多选）
（1）调整身体和心理状况　　　　（2）了解生活周围环境
（3）适应工作环境的变化　　　　（4）了解国家和社会时态
（5）作出理性消费选择　　　　　（6）解决新问题
（7）补充新知识　　　　　　　　（8）不需要

3. 总体而言，您的信息需求属于以下哪种类型？
（1）解疑型　　　（2）随意型　　　（3）娱乐型
（4）证实型　　　（5）学习型　　　（6）研究型

4. 您一般通过哪些渠道获取信息？（可多选）
（1）与人交流　　（2）实物　　　　（3）广播
（4）电视　　　　（5）报纸　　　　（6）图书
（7）杂志　　　　（8）固定电话　　（9）互联网
（10）移动电话　　（11）其他

三、您平时的活动状态（"非常频繁=5"，"经常=4"，"有时=3"，"很少=2"，"从不=1"）

|  | 非常频繁<br>6次以上/周=5 | 经常<br>3~5次/周=4 | 有时<br>1~2次/周=3 | 很少<br>1~2次/月=2 | 从不=1 |
|---|---|---|---|---|---|
| 1. 您去图书馆的频率 | 5 | 4 | 3 | 2 | 1 |
| 2. 您看书刊或报纸的频率 | 5 | 4 | 3 | 2 | 1 |
| 3. 您看电视的频率 | 5 | 4 | 3 | 2 | 1 |
| 4. 您看电影的频率 | 5 | 4 | 3 | 2 | 1 |
| 5. 您听广播的频率 | 5 | 4 | 3 | 2 | 1 |
| 6. 您上网的频率 | 5 | 4 | 3 | 2 | 1 |
| 7. 您与家人之外的人员交流的频率 | 5 | 4 | 3 | 2 | 1 |

### 四、社会支持评定量表

下面的问题用于反映您在社会中所获得的支持，请按各个问题的具体要求，根据您的实际情况写，谢谢您的合作。

1. 您有多少关系密切，可以得到支持和帮助的朋友？（只选一项）
   （1）一个也没有　　　　　　　　（2）1~2个
   （3）3~5个　　　　　　　　　　（4）6个或6个以上

2. 近一年来您：（只选一项）
   （1）远离家人，且独居一室
   （2）住处经常变动，多数时间和陌生人住在一起
   （3）和同学、同事或朋友住在一起
   （4）和家人住在一起

3. 您和邻居：（只选一项）
   （1）相互之间从不关心，只是点头之交
   （2）遇到困难可能稍微关心
   （3）有些邻居很关心您
   （4）大多数邻居都很关心您

4. 您和同事：（只选一项）
   （1）相互之间从不关心，只是点头之交
   （2）遇到困难可能稍微关心
   （3）有些同事很关心您
   （4）大多数同事都很关心您

5. 从家庭成员得到的支持和照顾（在合适的框内划"√"）

|  | 无 | 极少 | 一般 | 全力支持 |
|---|---|---|---|---|
| A. 夫妻（恋人） |  |  |  |  |
| B. 父母 |  |  |  |  |
| C. 儿女 |  |  |  |  |
| D. 兄弟姐妹 |  |  |  |  |
| E. 其他成员（如嫂子） |  |  |  |  |

6. 过去，在您遇到急难情况时，曾经得到的经济支持和解决实际问题的帮助的来源有：
   （1）无任何来源
   （2）下列来源（可选多项）
   　A. 配偶　　　　　B. 其他家人　　　　C. 亲戚
   　D. 同事　　　　　E. 工作单位　　　　F. 党团工会等官方或半官方组织
   　G. 宗教、社会团体等非官方组织　　　H. 其他（请列出）

7. 过去，在您遇到急难情况时，曾经得到的安慰和关心的来源有：

（1）无任何来源

（2）下列来源（可选多项）

A. 配偶　　　　　B. 其他家人　　　　　C. 亲戚

D. 同事　　　　　E. 工作单位　　　　　F. 党团工会等官方或半官方组织

G. 宗教、社会团体等非官方组织　　　　H. 其他（请列出）

8. 您遇到烦恼时的倾诉方式：（只选一项）

（1）从不向任何人诉讼

（2）只向关系极为密切的1～2个人诉讼

（3）如果朋友主动询问您会说出来

（4）主动诉讼自己的烦恼，以获得支持和理解

9. 您遇到烦恼时的求助方式：（只选一项）

（1）只靠自己，不接受别人帮助

（2）很少请求别人帮助

（3）有时请求别人帮助

（4）有困难时经常向家人、亲友、组织求援

10. 对于团体（如党组织、宗教组织、工会、学生会等）组织活动，您：（只选一项）

（1）从不参加　　　　　　　　　　　（2）偶尔参加

（3）经常参加　　　　　　　　　　　（4）主动参加并积极活动

### 五、幸福感量表

我们想问一些关于您的日子过得怎么样的问题。在下面所描述的感受，如果符合您的情况，答"是=1"，如不符答"否=2"，如感到不清楚答"不知道=3"。请将所选数字写在题号后[　　]内。

1. [　　]您处于巅峰状态吗？（注解：就是满意到极点）

2. [　　]您情绪很好吗？

3. [　　]您对自己的生活特别满意吗？

4. [　　]您感到很走运吗？

5. [　　]您烦恼吗？

6. [　　]您非常孤独或与人疏远吗？

7. [　　]您忧虑或非常不愉快吗？

8. [　　]您会因为不知道将会发生什么事情而担心吗？

9. [　　]您为自己目前的生活状态感到哀怨吗？

10. [　　]总的来说，生活处境变得使您满意吗？

11. [　　]这段时间是您一生中最难受的时期吗？

12. [　　]您像年轻时一样高兴吗？

13. [　]您所做的大多数事情都单调或令你厌烦吗？
14. [　]过去您感兴趣做的事情，现在仍然乐在其中吗？
15. [　]当您回顾一生时，感到相当满意吗？
16. [　]随着年龄的增加，一切事情更加糟糕吗？
17. [　]您感到很孤独吗？
18. [　]今年一些事情使您烦恼吗？
19. [　]如果您能随便选择自己的住处的话，您会选择当前住处吗？
20. [　]有时您感到活着没意思？
21. [　]您现在和年轻时一样快乐吗？
22. [　]大多数时候您感到生活是艰苦的？
23. [　]您对您当前的生活满意吗？
24. [　]和同龄人相比，您的健康状况与他们差不多，甚至更好些？

# 附 录 2

# 访 谈 提 纲

**指导语：**

您好！我是××大学的博士生，为了知道应该为老年人提供怎样的信息服务，我们需要向您了解一些情况。您所说的内容都将保密。为了方便以后的整理，需要录音，但这必须征得您的同意。如果您有顾虑，我们将不进行录音。非常感谢您的支持与帮助。

## 访谈内容提纲：

### 一、人口统计学特征

1. 您今年多大年纪？
2. 您现在主要做些什么呢？您过去做什么工作？
3. 您现在住在什么地方？和谁一起居住？
4. 您家有几个孩子？孩子做什么工作？
5. 您的身体状况怎么样？
6. 您是什么文化程度？
7. 您的家庭经济情况怎么样？
8. 您对您的生活感到满意吗？
9. 您经常感到心情愉快吗？
10. 您和亲戚朋友经常来往吗？和邻居关系怎么样？

### 二、日常生活状况

1. 您是怎样安排一天的生活的？
2. 最近（或近几年）对您影响最大的事情是什么？
3. 您现在最关心的是什么？

### 三、信息的来源、使用与效果

1. 您平时从事活动的信息从何而来？可靠吗？
2. 您生活中遇到问题一般如何解决？为什么？